小児リハビリテーションのための
神経と発達の診かた

東京慈恵会医科大学名誉教授
前川喜平 著

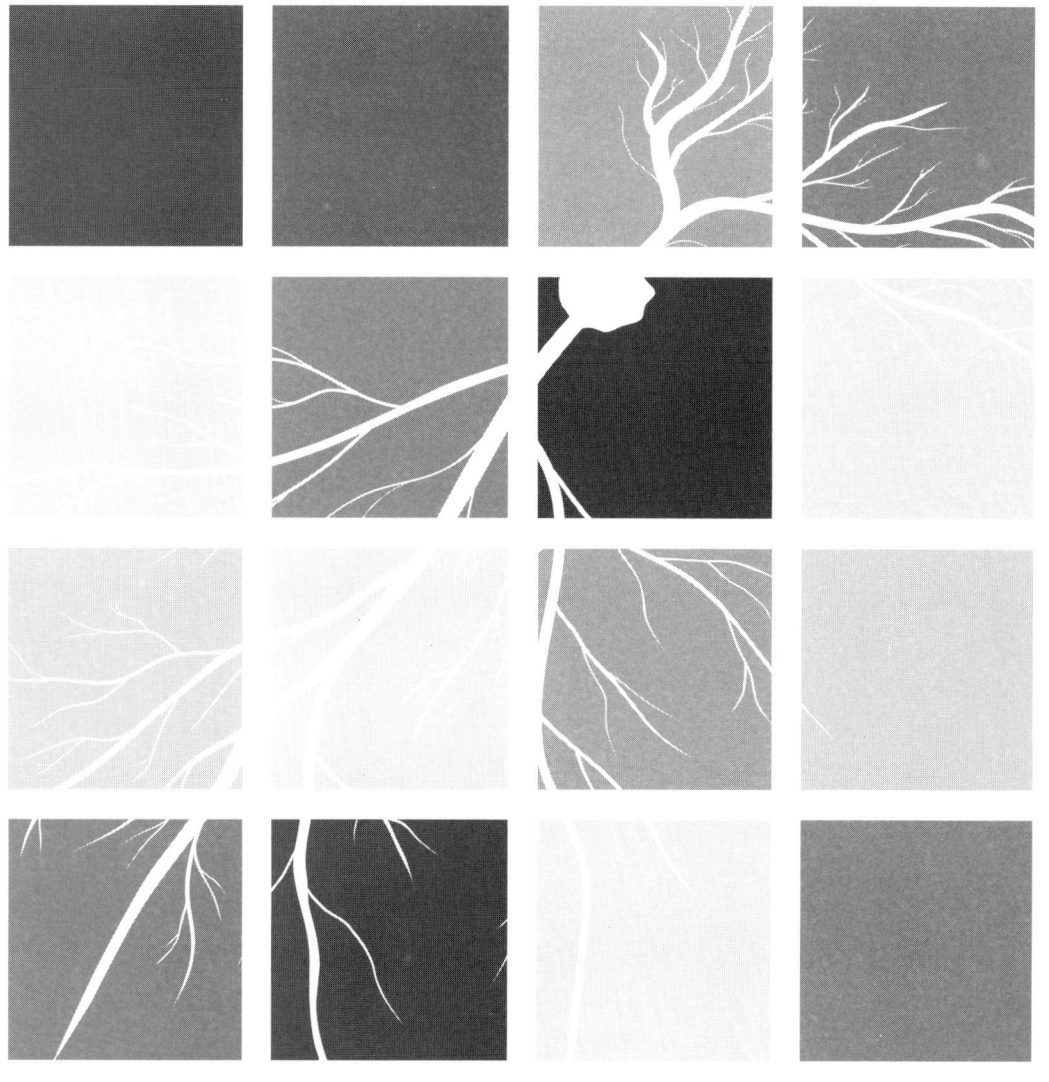

株式会社 新興医学出版社

序

　小児のリハビリテーション（厳密にはハビリテーション）を行うためには，その子どもの発達と障害の種類・程度を理解しなければならない。子どもの発達と障害を理解するためには発達神経学的発達チェックと小児神経学的診察が必要である。私は小児科医であるが小児神経学と発達神経学を専門とし，これらの知識と経験をもとにして「乳幼児の神経と発達の診かた」を1975年に出版した。本書は1995年に「小児の神経と発達の診かた」に改訂されたが，20年以上にわたり多くの読者の皆様から御愛顧を戴き，心より感謝している。しかしながら改版を重ねるにつれ内容が段々と多岐にわたり複雑となってしまった。現在，小児と関係しているパラメデイカルの人々は子どもの発達の知識が必要である。そこで，小児の発達チェックと神経学的診察の基本をまとめて出版する事とした。それが本書である。

　本書は神経発達と反射の発達，月齢別の発達の診かた，発達障害児の診かた，小児の神経学的診察法の4部より構成されている。神経発達と反射の発達は小児の発達を理解する基本的なことである。成人と小児における障害の最大の相違は成人は完成された神経組織の障害であるのに対し，小児では脳の発育途上に受けた障害であることである。障害を受けた時期により症状が異なる。脳の発育途上に受けた障害により種々の症状を呈する小児を脳障害児という。発達障害児の大部分は脳障害児である。臨床的に脳性麻痺，知的障害（知恵遅れ），学習障害・行動異常，てんかんと診断されている。これらの脳障害児の診かたとして脳性麻痺的脳障害児の診かた，知的障害児の診かた，微細神経学的徴候の診かたを記載した。いずれかの方法を使用することにより脳障害児のアプローチが可能である。小児の神経学的診察法は臨床神経学を基本としたものであるが，その診察法が特徴である。さらに成人では見られない先天的なものが存在するのも特徴である。

　障害児を理解する基本は小児の成長と発達を理解し，その上で発達神経学的チェックと神経学的診察を使用することである。あくまでも子どもを全体として捉えることである。小児の特徴は成長と発達である。成長とは月齢と共に一定の規則をもって身長とか体重などが増加する過程をいう。どんな赤ちゃんでも生後3か月過ぎで出生時体重の約2倍，12か月で約3倍となるなどである。発達とは月齢と共に一定の規則に従って機能を獲得する過程をいう。生理的発達と精神運動発達に分けられるが，一般には精神運動発達を発達と呼んでいる。

1歳過ぎになると歩き始め，意味のある単語を話すなどである。そして子どもの発達は神経発達を基として養育環境との学習の相互作用によりなされる。

　本書には子どもの発達チェックと神経学的診察の基本が総て記載されているが，本書で不充分なところは「小児の神経と発達の診かた」か他の教科書を参照されたい。本書が障害を持つ子どもを理解する上で少しでも役立ち，子どもの生活の質QOLの改善に役立つことを願ってやまない。本書についてお気づきのことがありましたらどんなことでも結構です。お知らせ下さい。

　　　平成14年8月吉日

　　　　　　　　　　　　　　　　　　　　　　　　前川喜平

目　次

I．神経発達と反射の発達 …………………………………………1
　(1) 神経系の発達 ……………………………………………1
　　A．脳細胞の発達 ……………………………………3
　　　1．脳の発達過程でみられる細胞の自然死とシナプスの過剰発生 …………3
　　　2．脳の可塑性と子どもの発達 ……………4
　(2) 反射の発達 ………………………………………………5
　　A．脊髄レベルの反射 ………………………………7
　　B．脊髄・橋レベルの反射 …………………………11
　　C．中脳レベルの反射 ………………………………12
　　D．皮質レベルの反射 ………………………………16
　　E．反射の発達と行動発達 …………………………18

II．各月齢別の発達の診かた …………………………………19
　　A．診察を行う前に …………………………………19
　　B．各月齢別の発達の診かた ………………………19
　　　1．1ヵ月児の診かた ………………………19
　　　2．3〜4ヵ月児の診かた ……………………21
　　　3．6〜7ヵ月児の診かた ……………………27
　　　4．9〜10ヵ月児の診かた ……………………31
　　　5．12ヵ月児の診かた ………………………36
　　　6．1歳6ヵ月児の診かた ……………………38
　　　7．1歳9ヵ月児の診かた ……………………41
　　　8．3歳児の診かた ……………………………43
　　　9．就学前の診かた ……………………………46

III．発達障害児の診かた ………………………………………51
　(1) 発達障害児と脳障害児 ……………………………51
　(2) 脳性麻痺的脳障害児の診かた ……………………53
　　A．定義 ………………………………………………53
　　B．CPの症状と訴え …………………………………53
　　C．CPの診断的特徴 …………………………………54
　　　1．姿勢の異常 ………………………………54
　　　2．反射の異常 ………………………………56

3．筋トーヌスの異常 …………………………………57
　　　4．診察所見よりみた痙直型とアテトーゼ型の区別 …………58
　　　5．障害部位別診断 …………………………………58
　(3) 知的障害児（精神遅滞児）の診かた …………………59
　　　1．周囲に対する関心が鈍い，または反応が鈍い …………60
　　　2．手を伸ばして物をつかむ …………………………61
　　　3．運動発達が遅れている …………………………63
　　　4．反射の成熟の遅れ …………………………………63
　　　5．社会性発達の遅れ …………………………………63
　　　6．幼児期 …………………………………………64
　(4) 微細神経学的徴候の診かた ………………………65
　　　1．歩行 …………………………………………65
　　　2．手の回内・回外変換運動 …………………………68
　　　3．動作保持テスト …………………………………69
　　　4．起立上肢伸展テスト ………………………………69
　　　5．不随意運動をみる簡単な診察法 ……………………70
　　　6．連合運動をみる簡単な診察法 ………………………70
　　　7．図形のコピー …………………………………71
　　　8．お母さんの顔を描かせる …………………………71
　　　9．左右の識別 ……………………………………72
　　　10．優位大脳半球のテスト …………………………72
　　　11．発達性ゲルストマン症候群 ………………………73

IV．小児の神経学的診察法 …………………………75
　(1) 脳神経 …………………………………………75
　　A．嗅神経 …………………………………………75
　　B．視神経 …………………………………………75
　　　1．斜視のテスト …………………………………76
　　C．眼球運動 ………………………………………77
　　D．眼球の異常運動 ………………………………77
　　E．眼瞼下垂 ………………………………………79
　　F．顔面神経 ………………………………………81
　　　1．顔面神経の解剖と局在診断 ………………………81
　　　2．診察法および小児にみられる顔面神経麻痺 …………83
　　G．第8脳神経 ……………………………………86
　　　1．聴力テスト ……………………………………86

2．前庭機能検査 ……………………………87
　H．球麻痺症状 …………………………………88
　I．副神経 ………………………………………88
　J．舌下神経 ……………………………………89

(2) 姿勢と歩行 ……………………………………90
　A．歩行 …………………………………………90
　　1．痙性片麻痺歩行 ……………………………90
　　2．痙性両麻痺・対麻痺歩行 …………………90
　　3．痙性失調性歩行 ……………………………91
　　4．失調性歩行 …………………………………91
　　5．動揺性歩行 …………………………………91
　　6．ジストニー歩行・アテトーゼ歩行 ………92
　　7．パーキンソン歩行 …………………………93
　　8．鶏歩 …………………………………………93
　　9．逃避歩行 ……………………………………94
　　10．墜下歩行 ……………………………………94
　　11．ヒステリー性歩行 …………………………94
　B．姿勢 …………………………………………94
　　1．仰臥位 ………………………………………94

(3) 異常運動 ………………………………………99

I．神経発達と反射の発達

（1）神経系の発達

　小児神経の教科書の中で神経系の発達を記してあるのは Dekaban のみである。したがってここではその記載に基づいて大体の神経系の発達について記載する。

　肉眼的特徴として，新生児では各葉の区別は明瞭であるが，前頭葉・側頭葉の発達が悪く，Reil 島は露出している。主な脳回は存在するが，三次回の発達は不完全である。皮質は蒼白でゼラチン様，割面で皮質，灰白質の区別が不明瞭である。

　3カ月になると前頭葉，側頭葉は前後に発育し，Reil 島はほぼ完全におおわれる。血管は脳溝に強く付着し，直線的でなくなる。割面では皮質，白質の区別はいまだ不明瞭である。小脳は比較的小さい。

　6カ月になると脳重量は出生時の約2倍となる。前頭葉，側頭葉はさらに発達し，外観は成熟脳にいくらか似てくる。三次回が発達する。血管は溝の深部を走行するようになる。割面で皮質と白質が区別されるようになる。

表 1　脳の形態学的発達（鴨下より）

	脳 重	大脳皮質の厚さ	組織学的特徴
新生児	335 g	2.4 mm	皮質神経細胞は胞体に比し核が大きく，Nissl 小体はほとんど存在せず，樹状突起も少ない。 Betz 巨大細胞の大きさ $25 \times 56 \sim 28 \times 38\mu$。小脳外顆粒細胞層 8～12 層。
3カ月	516	2.7	大脳皮質については同上。但し，ややその程度を減ず。 Betz 巨大細胞 $28 \times 58 \sim 30 \times 41\mu$。小脳外顆粒細胞層 6～8 層。
6カ月	660	2.9	胞体が増大し，Nissl 小体も増加する。 Betz 巨大細胞 $29 \times 60 \sim 32 \times 44\mu$。小脳外顆粒細胞層 3～5 層。 Purkinje 細胞は内顆粒細胞層内にみられるようになる。
9カ月	759	3.0	胞体が核に比して増大し，Nissl 小体も明瞭になる。樹状突起も増加する。 Betz 巨大細胞 $32 \times 70 \sim 36 \times 50\mu$。小脳外顆粒細胞層 1～2 層。分子層の厚さ増大。
12カ月	925	3.2	核と神経細胞の比は成熟神経細胞よりは小。Nissl 小体は粗大な顆粒として現われる。 Betz 巨大細胞 $33 \times 75 \sim 38 \times 61\mu$。外顆粒細胞層は完全に消失。 Purkinje 細胞は内顆粒細胞層内に埋もれている。
18カ月	1,025	3.4	核一細胞体比は成人のそれに近づく。 細胞の間隔は増大する。 Betz 巨大細胞 $38 \times 82 \sim 40 \times 68\mu$。小脳 Purkinje 細胞は顆粒層から表面に現われてくる。
24カ月	1,064	3.7	樹状突起は数も太さも増大する。Betz 巨大細胞 $40 \times 90 \sim 45 \times 75\mu$。 Purkinje 細胞は顆粒層から完全に脱出して並ぶ。

表2　髄鞘形成の順序*

Tracts in Nervous System	Fetal Age in Weeks						Postnatal Age in Weeks			
	16	20	24	28	32	36	4	8	12	16
Ventral spinal roots	+	+	+	+	+	+	+	+	+	+
Dorsal spinal roots		+	+	+	+	+	+	+	+	+
Nerves III, V (motor), VI, VII (vestibular)		+	+	+	+	+	+	+	+	+
Spinocerebellar tract of Flechsing and medial longitudinal fascicle		+	+	+	+	+	+	+	+	+
Ventral commissure of cord			+	+	+	+	+	+	+	+
Nerves IV, V (sensory), VII, VIII (cochlear), IX, X, XI, XII			+	+	+	+	+	+	+	+
Veatibular spinal and cerebellar tracts and acoustic lemniscus			+	+	+	+	+	+	+	+
Tr. gracilis, tr. cuneatus and medial lemniscus				+	+	+	+	+	+	+
Spinocerebellar tract of Gower and fibers to vermis				+	+	+	+	+	+	+
Spinothalamic and habenulopenduncular tract				+	+	+	+	+	+	+
Fibers of accessory olives				+	+	+	+	+	+	+
Acoustic colliculus and brachium conjunctivum				+	+	+	+	+	+	+
Pallidosubthalamic and rubrospinal tracts					+	+	+	+	+	+
Gudden's commissure					+	+	+	+	+	+
Optic tract and afferent fibers to cerebral cortex					+	+	+	+	+	+
Medial lemniscus						+	+	+	+	+
Spinothalamic tract to thalamus and striatorubral tract						+	+	+	+	+
Corticospinal and tectospinal tracts							+	+	+	+
Pontocerebellar and olivocerebellar tracts							+	+	+	+
Stria terminalis and medullaris							+	+	+	+
Corpus callosum and brachium conjunctivum to thalamus							+	+	+	+
Fornix and Secondary olfactory connections								+	+	+
Mammilothalamic tract								+	+	+
Correlation tracts of thalamus								+	+	+
Frontopontine and temporopontine tracts								+	+	+
Correlation centers of cerebral cortex									+	+

* Langworthy: Contrib. Embryol. Carnegie Inst. 139：3, 1933.

　乳児期前半は脳室は相対的に大きいが，6カ月になると縮小傾向にあるがいまだ大きい。9カ月になると側頭葉は成人並みとなるが前頭葉がやや短い。脳回の幅は増大し三次溝も増加する。外観は灰色を帯びてくる。割面での皮質，白質の区別はより明瞭となる。12カ月になると脳重量は出生時の約3倍となる。前頭部がやや短い以外，脳全体の外観は成人脳に近づく。脳回の幅は増加し，三次回もさらに発達する。

　血管は溝の深部を蛇行する。割面では灰白質がより暗色となる。脳の硬さも成人のそれに近づく。18カ月になると外観はほとんど成人脳と同じになる。三次溝はさらに増加し，硬度も成人のそれと似てくる。

　2歳になると各葉は完全に発達し，外観は成人と同一となる。硬度はさらに増加し，皮質の色はさらに濃くなり，三次溝は無数となるが，まだ完成されていない。

3歳になると黒質に色素沈着がみられるようになる。脳重量，大脳皮質の厚さ，組織学的特徴については鴨下のまとめた表（表1）を記載する。
　次に髄鞘形成であるが，髄鞘形成は胎生4カ月頃より始まるが，本格的に形成が進むのは出生時以降である。髄鞘形成は脳の外観が成人脳に近づく幼児期で終ることなく，思春期頃まで続けられる。
　新生児では脊髄の分節線維，固有束はすべて髄鞘形成がなされ，それに加え後索，視床脊髄路，脊髄小脳路の髄鞘形成もかなり進行している。
　皮質脊髄路はまだ髄鞘化されていない。脳神経では嗅神経は髄鞘化がみられず，視神経は部分的である。脳幹の髄鞘化も部分的である。
　脳半球では白質内の神経線維はほとんど髄鞘化されていない。1カ月の終りに皮質脊髄路に一部髄鞘形成の前兆がみられてくる。これが生後12カ月になると，脊髄，脳幹はほぼ髄鞘形成がなされ，基底核，視床も髄鞘化が進行する。
　大脳半球では前頭葉，側頭葉の結合線維の髄鞘形成は悪いが，一次性投射線維は髄鞘化される。このように下位中枢より高位中枢へと髄鞘化は進行していく。Langworthyの髄鞘形成の順序の表（表2）を示しておく。Flechsigによれば，線維束の機能が完全に働くようになるには髄鞘形成が完成してからであると結論した。確かに機能と髄鞘形成の間には密接な関係があり，機能の早く始まる系統が早く髄鞘化する傾向にある。

A．脳細胞の発達

　大脳皮質のニューロンは約140億といわれているが大脳皮質のニューロンの生成は妊娠10週頃から始まり20週頃に終了する。Dubbingによると胎児脳のDNA量は妊娠10〜20週の間にいちじるしく増加し，この期間に大脳皮質のニューロンも大量につくられる。妊娠10週から20週頃の胎児脳では1日約2億のニューロンがつくられるという。
　脳細胞は神経細胞とグリア細胞（膠細胞）の2種類に分けられる。グリア細胞の方が数が多い。最初に脳細胞を数えたエコノモとエスキナスはこれらの両者を数えてしまい，大脳には140億の細胞があり，生まれたときは新生児にも成人と同じ140億の細胞があり，この数は増加しないし壊れても決して再生しないと考えられていた。

1．脳の発達過程でみられる細胞の自然死とシナプスの過剰発生
　エコノモ，エスキナスの研究によると脳には140億の細胞があり，この数はわれわれ成人も新生児も同じである。成長とともにみられる神経線維の髄鞘化と各部位への連絡（シナプス形成）が神経発達と解釈されていた。そして小児は神経発達とともに外からの刺激によりいろいろなことを学習し，機能を獲得していく。ある学習を行い機能を獲得すると神経のネットワーク，神経回路が形成される。一度死滅した神経細胞は再生されないと信じられていた。

（1）神経系の発達

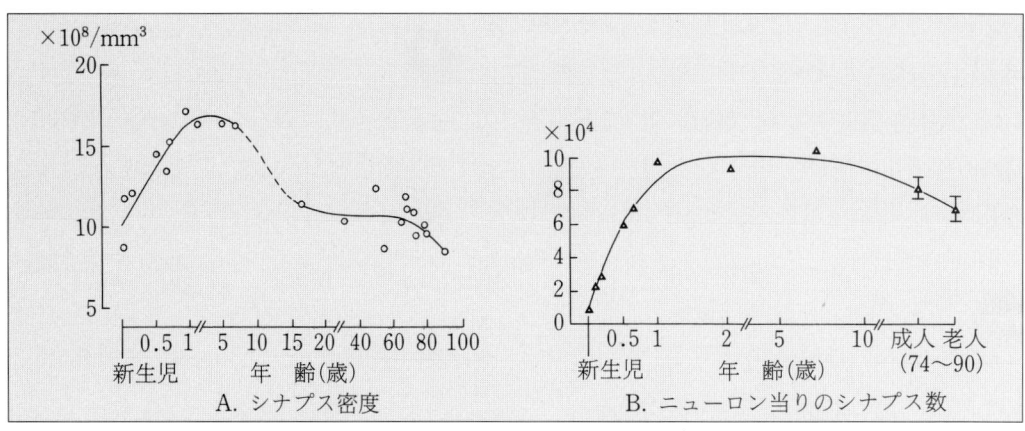

図1 中前頭回におけるシナプス密度（A）およびニューロン1個当りの
シナプス数（B）の生後変化
　　Bの成人および老齢者における縦棒は標準偏差を示す。

　最近の研究によるとエコノモ，エスキナスが数えた細胞は神経細胞とグリア細胞を一緒にしたもので，本当の神経細胞の数は約4億程度であるともいわれている。最近の研究によると，神経細胞やシナプスが発生のある時期に過剰産生されていることが判明してきた。Rakicは最近サルの網膜節細胞の神経線維数を数えて同様の報告をしている。神経線維の数は成熟サルでは約120万本とヒトに近い数である。網膜節細胞の軸索は原則として各細胞に1本であることから視神経線維の数は網膜節細胞の数を表すことにもなる。サルでは胎生54日目から成熟値よりかえって多くなり，69～95日目には約260万本と成熟値の2倍以上にも達した。この過剰な神経線維は胎生110日目までに急減し約180万本となる。

　奈良はヒト胎児の顔面神経核と舌下神経核の神経細胞の数を在胎週別に数え，核によって異なるが，神経細胞の自然死（アポトーシス）を認めている。Huntenlokerはヒトの前頭前野の一部である中前頭回の細胞密度とシナプスの密度の生後発達を調査した。その結果は図1に示すようである。Aは第3層の錐体細胞についてシナプス密度をプロットしたものである。シナプス数は1～5，6歳頃がピークで，8歳頃より徐々に減少し，15～20歳頃成人のレベルとなっている。シナプス密度は脳の容積の変化に伴って変るので，その因子を除外するため前頭前野の神経細胞1個当りのシナプス数を計算したのがBである。この結果も同様で，1～8歳頃がピークでその後徐々に減少している。シナプス密度のピークと減少は脳の部位によっても異なる。第1次視覚野では生後8カ月がピークで1歳半頃より密度減が起こっている。

2．脳の可塑性（plasticity）と子どもの発達

　大脳のさまざまな知的機能は大脳の部分に局在していることが知られている。これらの働きの基礎は神経細胞がシナプスにより互いに接続し，神経回路網を形成することによって機能が生まれる。これらの大脳の働きは出生時にはまったく未発達で，生後のある時期に遺伝的に定められたプログラムに従って学習されることが明らかにされている。シナプスが過剰にある時期は機能

訓練や学習など外からの刺激により大脳の刺激回路が大きく変えられることも明らかになっている。このような神経回路の軟らかい性質を可塑性という。すなわち，発育期の脳が外からの刺激により柔軟に機能を獲得し得る能力を可塑性という。

人間の基本的動作は幼児期に獲得されるという。これは脳の可塑性と遊びにより獲得される。

ヒトの幼児期から学童期にかけて成人より多数のシナプスが存在することと，神経線維の異所性投射が存在することは，小児がこれらの時期に外来よりの刺激や好奇心によりいろいろなことを学習するのに非常に好都合のように考えられる。1つのことを学習するとそれについての鋳型が利用され，1つのネットワークが形成される。いろいろな行動を学習することによりさらに高位中枢，連合野とネットワークを形成し，さらに高等な機能が獲得されていく。

1歳過ぎから小学校低学年までは，人間の基本的動作のなるべく多くを学習した方がよい。有り余るシナプスを活用し，ネットワークをつくり，基本的パターンを身につけることである。神経発達と学習の関係は，ビル建築にたとえられる。1階1階基礎工事をきちんと行い，それを積み重ねていく。側頭葉や前頭葉の髄鞘化は20歳過ぎ頃まで行われるという。最初は好奇心や遊びによりいろいろな行動を獲得し，次に自主性により，さらに勤勉性，訓練により高等な行動を獲得していくのである。現在のところ，この期間に使用されないシナプスはすべて消失してしまうと考えられている。

子どもの脳障害が成人と比較して治りやすい理由は早期診断，早期療育により脳に可塑性があるうちに正しい療育を行い，機能を少しでも正常に近づける考えに基づくものである。

（2）反射の発達

新生児固有の反射を**新生児反射** neonatal reflex または原始反射 primitive reflex という。新生児にみられる反射には脊髄反射があるが，脊髄反射は頸髄で脊髄を切断した脊髄動物に認められる反射をいう。これに対し原始反射とは新生児固有の反射で，成長とともに消失し，系統発生的に先祖を彷彿させる反射をいう。

一般に中脳以下の運動は**自動運動** automatism で，大脳皮質のそれは**随意運動** voluntary movement である。自動運動は身体の位置が空間において変化した時に自然とその姿勢をとることから，別に**姿勢反射** postural reflex ともいう。

Doman-Delacato は人間の新生児から幼児期における脳の機能的発達段階を動物の進化と比較してこれを図2のようにまとめた。

新生児は主に延髄橋の一部の機能により生活するが，その反射は魚のそれに近い。成長とともに運動機能は橋より中脳の機能，さらに大脳皮質の機能により営まれるようになる。

Denny-Brown も同様の考えで発達を脊髄，橋，中脳，視床下部，大脳皮質の各レベルに分類している。これらの機能の発達は上位ニューロンが発達すると下位ニューロンをコントロールする方向に進むと考えられている。しかし上位ニューロンが下位ニューロンを抑制してコントロール

(2) 反射の発達

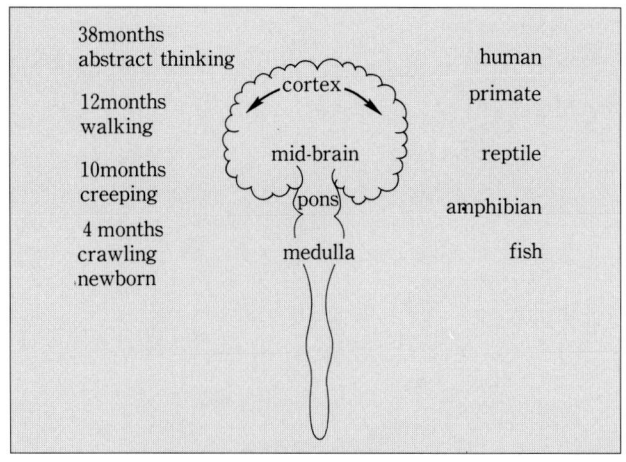

図 2　Doman-Delacato theory より

するとはいえ，完全に下位ニューロンの機能を抑制するのではなく，下位中枢の機能を保持しながら，これを修飾してコントロールしている。

　新生児期にみられた原始反射は2～4カ月頃より消失し始め，次に中脳レベルの立ち直り反射が出現する。これはさらに神経が発達するにつれ修飾され，ついには皮質レベルの平衡反応がみられてくる。このように乳児の発達とともに反射が移り変わっていくことはよく知られた事実である。

　すなわち脊髄，橋の反射は中脳の機能により修飾され，それはさらに間脳，大脳皮質の機能の発達によりコントロールされるようになる。

　神経発達は神経線維のシナプス形成（各部位への連絡）と髄鞘形成と考えられている。

　大まかな神経の発達段階と反射，運動発達の関係はわかっているが，こまかい解剖学的発達，生理学的発達，生化学的発達と反射，運動発達の関係は不明の点が多い。

　また神経の発達のみでは正常な機能は営まれず，そのためには発達レベルに適した刺激と学習が必要である。

表 3　反射からみた神経発達

中枢神経系の成熟レベル	該当レベルでみられる反射および反応
脊　髄	plantar grasp magnet reaction (positive supporting reflex) withdrawal reflex crossed extension reflex placing, stepping reflex palmar grasp
脊髄―橋	symmetrical tonic neck reflex asymmetrical tonic neck reflex tonic labyrinthine reflex Mono reflex*
中　脳 (立ち直り反射)	neck righting reflex body righting reflex labyrinthine righting reflex optical righting reflex landau reflex* parachute reflex**
大脳皮質 (平衡反応)	supine & prone における平衡反応（傾斜反応） four-foot kneelig における平衡反応と sitting における平衡反応 hopping における平衡反応 see-saw 反射

* 一括して自動反応 automatic reaction にまとめている人もいる
** 皮質の反応としている人もいる

Normal Sequential Development

Levels of C. N. S. Maturation	*Corresponding Levels of Reflexive Development*	*Resulting Levels of Motor Development*
Spinal and/or Brain Stem	Apedal Primitive Reflexes	Prone-lying Supine-lying
Midbrain	Quadrupedal Righting Reactions	Crawling Sitting
Cortical	Bipedal Equilibrium Reactions	Standing Walking

A．脊髄レベルの反射

　脊髄内に反射中枢を持つものを脊髄反射という。頸髄を切断した脊髄動物にみられるものを基本とする。脊髄反射は 2 カ月以前に消失する。

(2) 反射の発達

1) magnet reaction

仰臥位にした新生児の半屈曲位の趾先に検者の指をふれると，磁石にくっついたように足が伸展していく反射をいう。

Rademaker はこの反応を新生児の足裏を床につけると起立する**陽性支持反射** positive supporting reflex と同じものと考えている。またフランス学派がいう新生児を検者の腹の所に抱きかかえて，新生児の足裏を圧迫すると，体幹が起立する Redressment du trunc もこの陽性支持反応が関与していると考えられている。

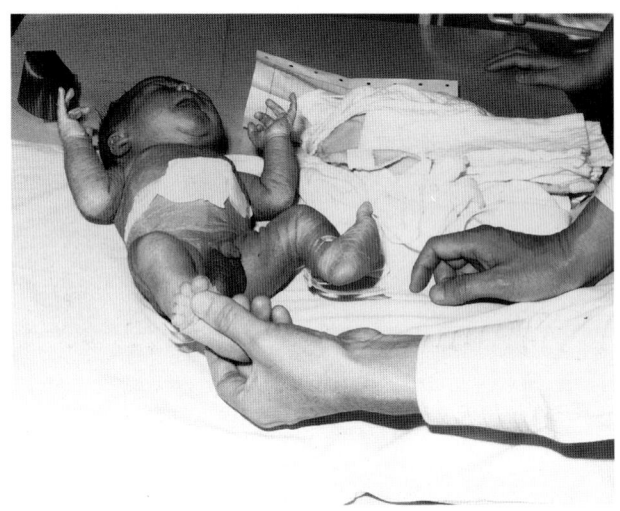

写真 1　magnet reaction

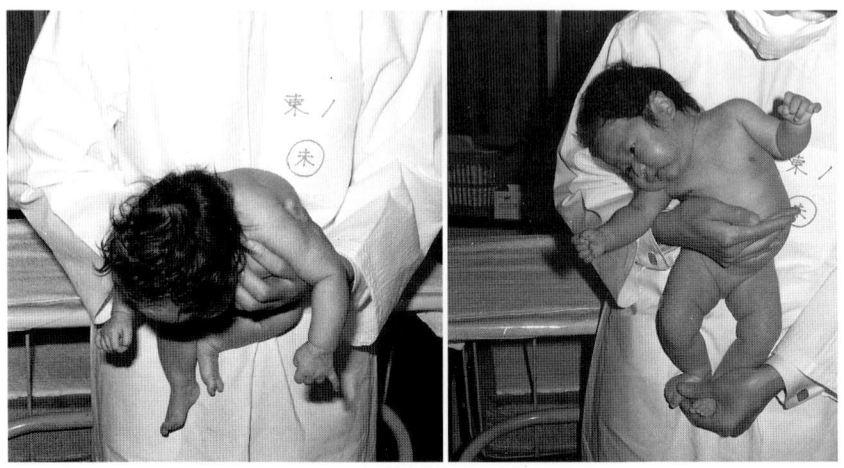

写真 2　陽性支持反射 Redressment du trunc

2）逃避反射　withdrawal reflex

背臥位の新生児の足底を針で軽く刺激すると両側の下肢を屈曲し足を引っ込める反射をいう。

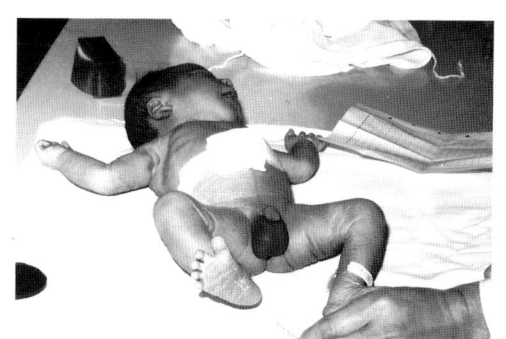

写真 3　逃避反射

3）交叉伸展反射　crossed extension reflex

検者の一方の手で仰臥位の新生児の膝をおさえつけて下肢を伸展させ，他方の手で同側の足の裏を何回も刺激（爪の先でこすって刺激）を与えると反対側の下肢が最初に屈曲した後に，刺激を与えている手を払いのけるように伸展，交叉する反応をいう。脊髄障害や，末梢神経の障害の時に欠如または減弱する。

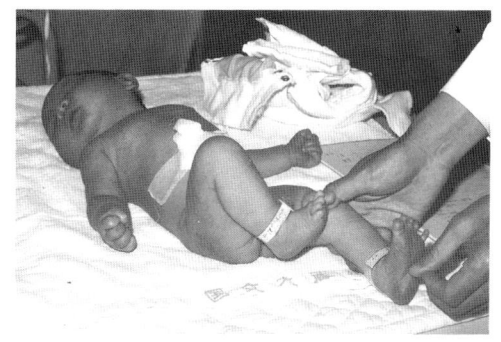

写真 4　交叉伸展反射

4）歩行反射，自動歩行　stepping reflex, automatic walking, walking reflex

腋下を支えて，足裏を床に着けて起立した新生児を前傾さすと，自動的に歩行する反射をいう。骨盤位分娩の新生児では下肢が変形しているので出現しにくい。また脳機能障害では減弱または消失する。脊髄障害でもみられない。

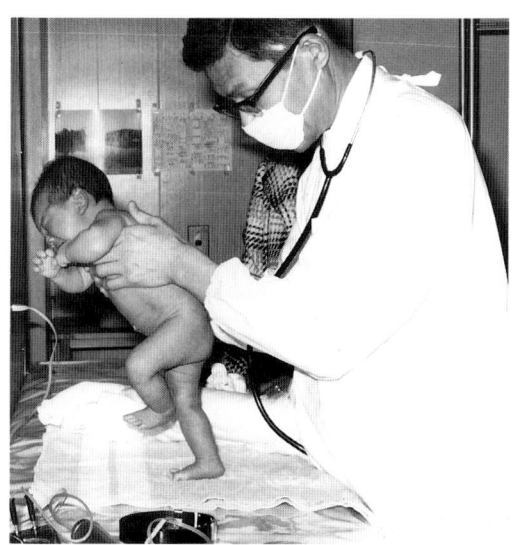

写真 5　歩行反射，自動歩行

5）踏み出し反射　placing reflex

新生児を抱きかかえて，一方の手で一側の大腿をおさえ，自由になっている方の足背を机の端，または水平に支持している紙の端などにこすりつけると，新生児の下肢が屈曲し自動的にまたいで足をつく反射をいう。片麻痺の時に左右差がみられるという。

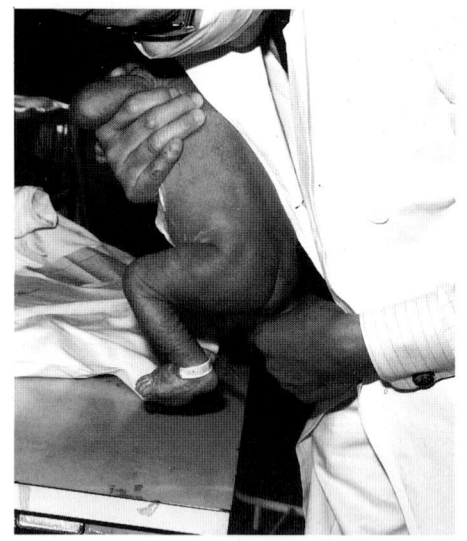

写真 6　踏み出し反射

6）把握反射　grasp reflex

手の把握反射 palmar grasp と**足の把握反射** plantar grasp がある。

手の把握反射は仰臥位で顔を正面に向け，上肢は半屈曲位で検査する。検者の指を尺骨側から手の中に入れ，手掌を圧迫すると，全指が屈曲し，検者の指を握りしめる。検査の時，決して手背にさわってはいけない。

足の把握反射は，新生児の母指球を検者の母指で圧迫すると，全指が屈曲する。重症な脳障害，脊髄障害の時に消失する。下部上腕神経叢の障害では手の把握反射は消失する。

手の把握反射は随意の握りが出現する3カ月頃より消失し始め遅くとも5〜6カ月には消失する。

足の把握反射は3カ月頃より消失し始め，手よりも幾分長い6〜7カ月頃には消失するといわれるが，どこまでが随意で，どこまでが反射かの区別が難しい。

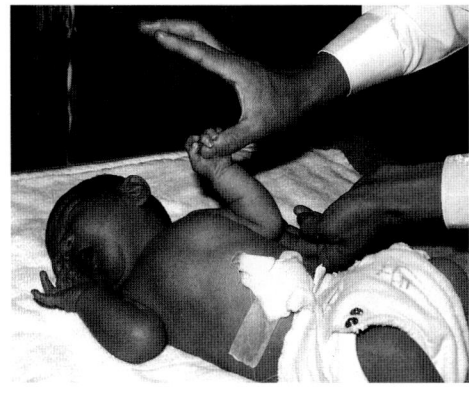
手の把握反射 palmar grasp

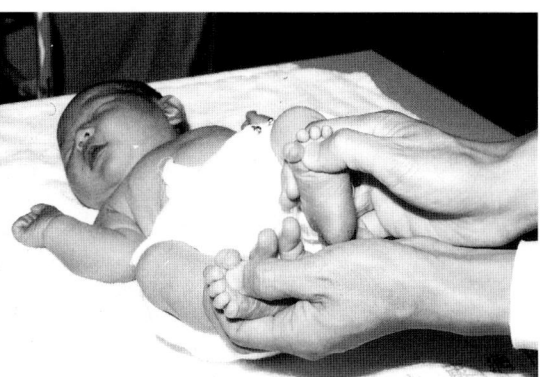
足の把握反射 plantar grasp

写真 7　把握反射

B．脊髄・橋レベルの反射

橋を中心とする脳幹部の反応で，脊髄反射が一般に phasic reflex（分節的）であり，生後2～3カ月で消失していくのに対し，本反射は一般に tonic reflex（緊張）の因子が強い。

生後1～2カ月頃，もっとも著明にみられ，4～6カ月頃に上位中枢の成熟により消失していく。

1）緊張性頸反射　tonic neck reflex

緊張性頸反射には非対称性と対称性頸反射が存在する。

非対称性緊張性頸反射 asymmetrical tonic neck reflex ATNR は仰臥位にした新生児の顔を他動的に一方に回すと，顔の向いている側の上下肢が伸展し，後頭側の上下肢が屈曲する反射をいう。

対称性緊張性頸反射 symmetrical tonic reck reflex STNR は腹位水平抱きにした乳児の頭を受動的に前屈すると上肢が屈曲し，背屈すると上肢が伸展する反射をいう。

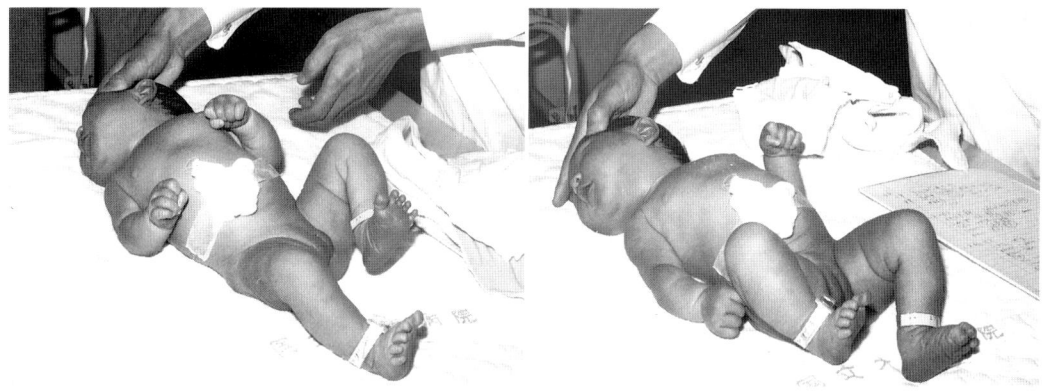

写真 8　非対称性緊張性頸反射

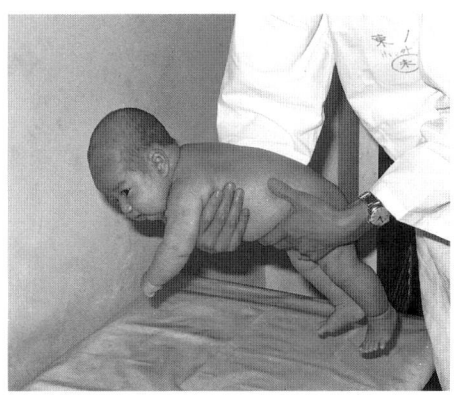

写真 9　対称性緊張性頸反射

2）緊張性迷路反射　tonic labyrinthine reflex

別名，**前庭脊髄反射** vestibulospinal reflex とも呼ばれている。仰臥位で頭部を軽度後屈させると，四肢が伸展し，腹位で頭部を軽度に前屈させると，四肢が屈曲する反射をいう。

頸の動きにより緊張性頸反射がおこるので，人間では単独にこの反射を検査判定することは不可能である。この反射の消失は，labyrinthine righting reflex の出現と時期的に一致し，生後5〜6カ月で消失し，乳児は寝返り，お坐りができるようになる。緊張性頸反射や，迷路反射が存在していると，お坐りしようとして，頸を前屈すると四肢が屈曲してしまい，逆に背屈すると四肢が伸展してしまったり，寝返りをしようとして頸を一方に向けると顔の向いた方の上下肢が伸展して寝返ることができない。これは重症脳性麻痺によくみられる症状である。

3）モロー反射　Moro reflex

Moro 反射は新生児反射の代表であるが，その中枢は脳幹にあるとされている。上部頸椎，頸筋の急激な変化により誘発される。上肢を伸展，外転し手を開大する。つぎにゆっくりとかかえこむように屈曲する反射をいう。新生児期では脳幹の機能が低下しているときや重篤な脳障害の時に消失する。検査法としては次の3つがある。

① 新生児のベッドの頭をたたくか，枕もとで大きな音をさせる。

② 顔を正面に向けた仰臥位の新生児の後頭部に手をやって頭を持ち上げ，手の上に15 cm 位落下さす。

③ 新生児を頭と体幹を支えて空中に抱き，この状態で手に乗せた頭を15 cm 手の平に落下さす。

普通は②の方法がもっとも使用されている。③の方法がもっとも反射が出現しやすい。Moro 反射は生後4カ月までに消失する。

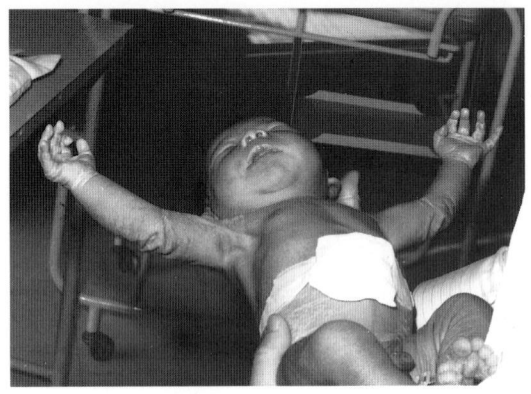

写真 10　モロー反射

C．中脳レベルの反射

このレベルの反射は立ち直り反射 righting reflex が主である。立ち直り反射とは，身体が空間において位置を変化した時，本来あるべきように自動的に身体が立ち直る反射をいう。

立ち直り反射としては labyrinthine righting reflex, optical righting reflex, neck righting reflex, body righting reflex on the head, body righting reflex on the body の5つが知られている。この反射は5〜6カ月頃よりみられ始め，7〜12カ月で最高となり，その後皮質の影響を受けながら段々と影をひそめ，5歳頃には消失する。

またこれらの反応は別々に存在するのではなく相互に働いて，身体が空間で位置が変化した時に適当な姿勢に身体を保つように働いている。

1) neck righting reflex

仰臥位の乳児の頸を一方に向けると，肩，体幹，腰部がその方向に全体に回転する反射で新生児期にみられる唯一の立ち直り反射である。新生児期では頸を一方に向けるとあたかも丸太を回すように同時に回転（rotate as a whole）するが，5～6カ月頃になるといろいろの立ち直り反射が組み合わさって肩，次に腰というように部分的に次々と回転する（segmental rotation）。

2) body righting reflex

a) body righting reflex on the head：身体を動かした場合に頭にみられる立ち直り反射で，迷路を除去した動物を側臥位にして地面につけると，表在感覚受容器の非対称的な刺激により，頭の位置が正常にもどる反射をいう。

b) body righting reflex on the body：体に働く body righting reflex は，側臥位で非対称性に受けた皮膚の刺激により体が正常な位置に立ち直る反射をいう。6カ月頃よりみられ始める。

4歳頃までの小児が，寝た姿勢から起きあがる時にほとんどこの反射が利用される。

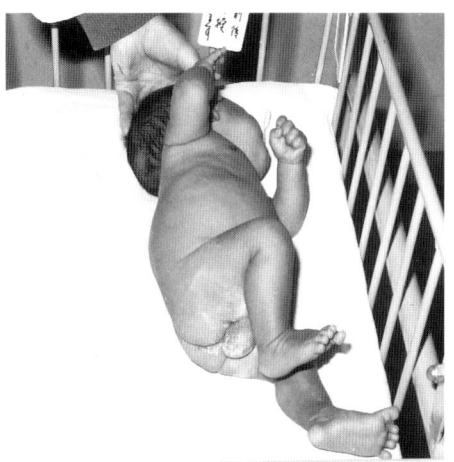

写真 11　neck righting reflex

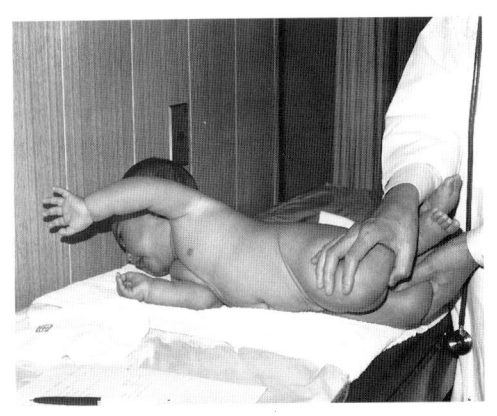

写真 12　body righting reflex on the head

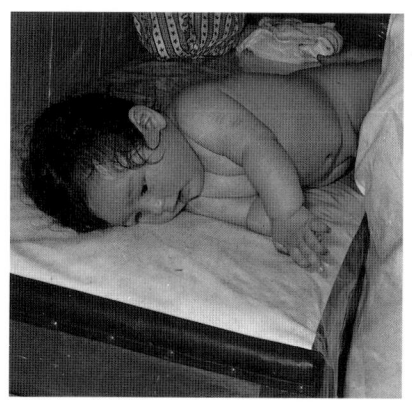

写真 13　body righting reflex on the body

3）迷路性立ち直り反射　labyrinthine righting reflex

閉眼した乳児を腰を支えながら，前後左右方向に身体を傾けると，頭が垂直方向に立ち直る反射である。姿勢により反応の出現に差があり，腹，仰臥位では反射の出現は早く3～5カ月頃よりみられる。坐位，立位では6～7カ月頃より出現する。

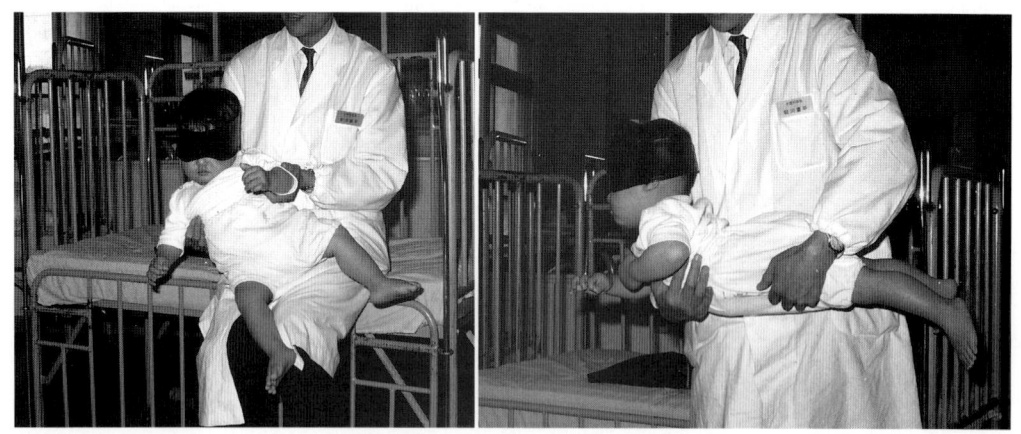

写真 14　迷路性立ち直り反射

4）視性立ち直り反射　optical righting reflex

開眼の小児を前後左右に体を傾けると，頭部が垂直に立ち直る反射をいう。視性の刺激が立ち直りにより関与している反射である。

迷路性立ち直り反射と同様，姿勢により出現に差があり，腹臥位ではもっとも早く生後3カ月前後に，坐位，立位では5～6カ月頃よりみられる。

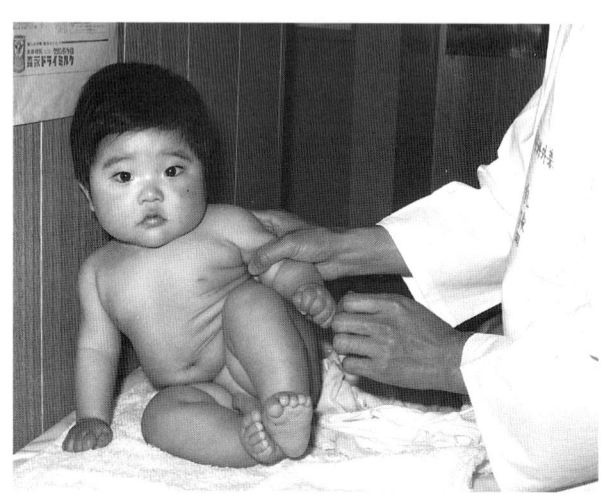

写真 15　視性立ち直り反射

5）パラシュート反射　parachute reflex

Fiorentino は本反射を Moro 反射，Landau 反射とともに automatic movement reaction としてまとめているが，パラシュート反射は視覚性反応と前庭機能による labyrinthine righting reflex が組み合わさったものと解釈されているので本項に記載した。

坐位の場合の前後左右のパラシュート反射と，抱きかかえてのパラシュート反射があるが一般には抱きかかえて行うものをパラシュート反射と呼んでいる。

抱きあげた乳児の身体を支えて，前方に落下させると，乳児は両手を伸ばし手を開いて身体を支えようとする。診察台に手が届きそうな低い位置より落下さすと8カ月より反射がみられる。これを低い位置のパラシュート反射という。空中で抱きかかえて落とす高い所からの反射は9〜10カ月頃に出現する。これを高い位置のパラシュート反射という。

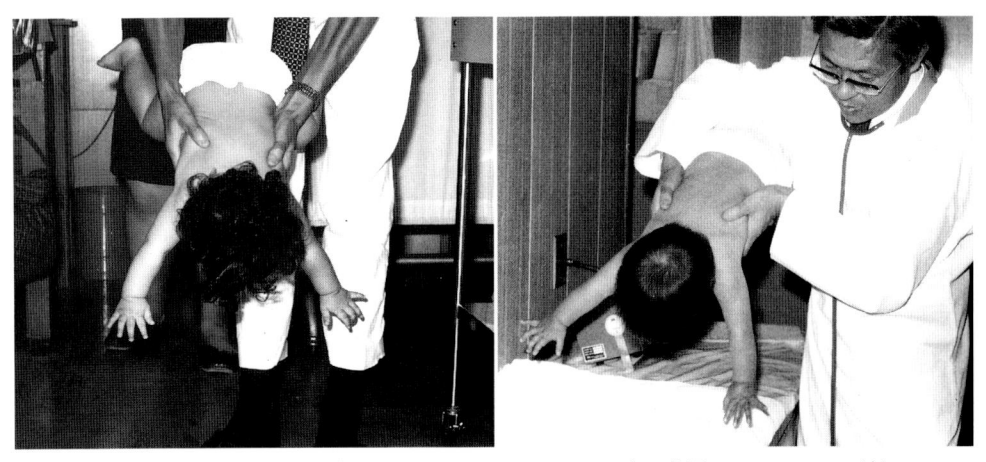

a．パラシュート反射　　　　　　b．低い位置のパラシュート反射

写真 16

6）ランドー反射　Landau reflex（写真17）

手技：小児の腹部を手の平で支えて，水平抱きとする。

発達：次の3相に分けられる。

第1相（0〜6週）：頭は軽度に屈曲し，体幹も軽度に屈曲し，四肢も軽く屈曲位をとる。新生児を水平抱きにした姿勢である。

第2相（7週〜3，4カ月まで）：頸は水平となるが，頸部の伸展は肩までで，体幹は軽度の屈曲位をとる。手は開いているが四肢は軽度の屈曲位をとる。

頭部が前屈し，体幹が屈曲し，全体にだらりとしているものや，頭部，体幹が伸展し，上肢は手を握って伸展し，回内しているものは異常である。

第3相（〜6カ月までに達成）：頸を伸展して挙上し，体幹は胸腰椎移行部まで伸展する。下肢は軽く外転し，ゆるやかに伸展するか，または屈曲している。上肢は軽く屈曲し自由にしている。手は開いている。もし前方をみようと顔を挙上すると，伸展傾向は増大し，下肢も伸展することが多い。

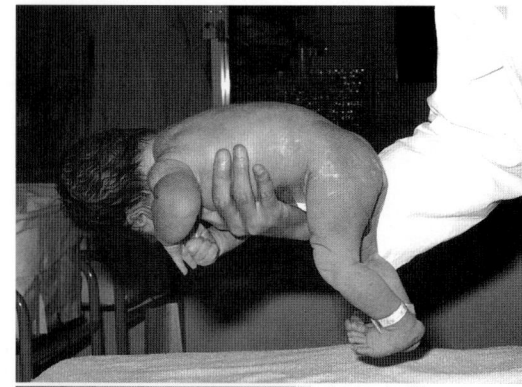
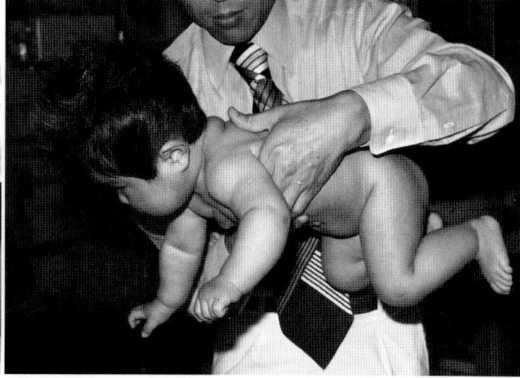

第1相	第3相
第2相	

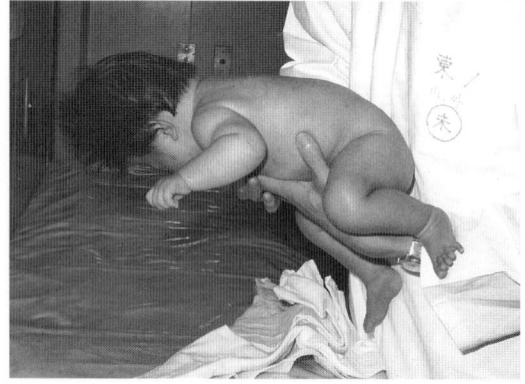

写真 17 ランドー反射

D. 皮質レベルの反射

大脳皮質が関与する反射を**平衡反応** equilibrium reaction という。これは歩行，片足立ちなどの高度の動作を可能ならしめるもので，皮質の他に基底核，小脳が関与している。それゆえ平衡反応が存在するためには大脳皮質以下の基底核，中脳，橋，脊髄，小脳が正常であることが必須条件である。平衡反応は出現後一生存在する。

1) 傾斜反応　tilt a board reaction

小児を板の上に四肢を伸展位にしてねかせ，一方の端を持ちあげて板を傾斜させると，頭の立ち直りと同時に，上げられた側の上下肢が，伸展し，下げられた側の上下肢が保護反応で伸展する。仰臥位と腹位の両方が検査される。

本反応は6カ月頃よりみられ，この反応が完全に出現すれば，お坐りができる。逆にお坐りのできる乳児はこの反応が必ず陽性である。

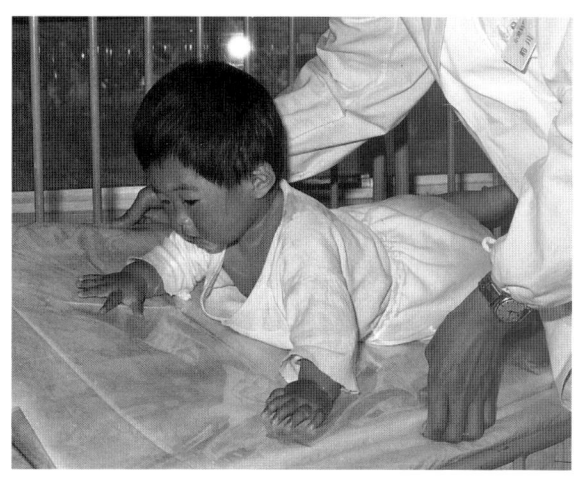

写真 18　傾斜反応

2) "four-foot kneeling" 四つ這い反応と坐位における平衡反応

　四つ這い，あるいは坐位の幼児を一側に傾けると，頭が立ち直り，あがっている方の上下肢が平衡反応で外転伸展し，倒れかけている方の上下肢が防禦的に支えようとする反応をいう。

　お坐りの side の parachute 反応の時にみられる反対側の手の反応である。生後 8 カ月頃より出現し始め，これがみられる頃になるとつかまり立ちがだんだんとできるようになる。

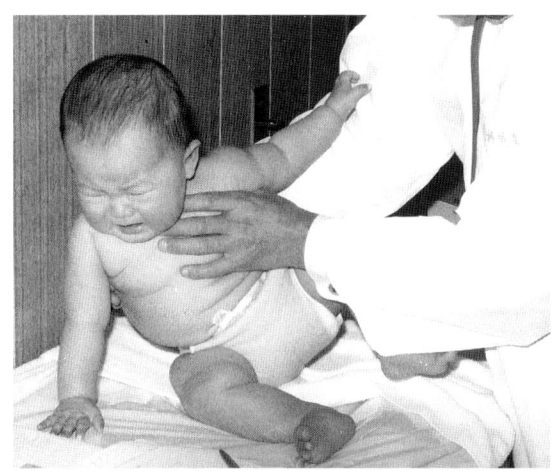

写真 19　坐位における平衡反応

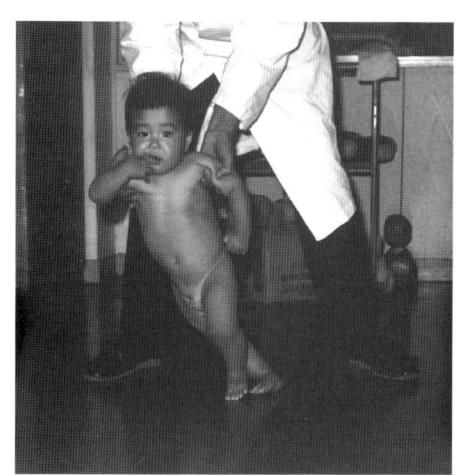

写真 20　跳びはね反応

3) 跳びはね反応　hopping reaction

　ホッピング反応は立位にした乳児を前後，左右に倒すと，左右の場合は反対側の下肢が倒された側に交叉して体重を支え，前後では，どちらかの下肢が一歩倒された側にでて体重の移動をスムーズにする。

本反応はつかまり立ちができないうちはみられないが，つかまり立ち，つたえ歩きができるようになる頃より出現し始め，歩行がころばないでできる1歳6カ月頃に前後，左右ともに完成する。最初は前，左右のどちらか，あるいは左右の一方であるが，これがだんだんと左右前と出現し，ついには後方も出現してくるようになる。

E．反射の発達と行動発達

新生児にみられる行動は総て反射的行動で，新生児は移動することはできない。いわゆる無足動物，魚のレベルといえる。新生児は光，人の顔，音，声などに反応するが，これはそれぞれの中枢にある生まれてから聞くであろう，見るであろう鋳型による反応で，それを認識して反応しているわけではない。緊張性頸反射が出現してくると，重力に抗して頸を挙げることができるようになる。中脳の立ち直り反射が出現してくると，四つ這い，寝返り，這い這いなどがみられてくる。犬，猫など四足動物のレベルである。養育者を認識し，人見知り，後追い行動や，欲しいものを声をだしたり，手を伸ばしてとる。立ち直り反射は7〜12カ月頃最も著明にみられ，平衡反応の出現とともに2〜5歳頃いつとはなしに消失していく。平衡反応が出現してくると，つかまり立ち，伝え歩き，歩行などの立位の発達がみられてくる。ここで初めて人間本来の2足動物，ヒトのレベルに達したわけである。そして行動も自分の意志に基づく随意運動が主となってくる。そして学習によりさらに複雑な行動を獲得していく。

II. 各月齢別の発達の診かた

A. 診察を行う前に

"発達障害児の病歴の取り方"に従って情報を得る。早産児は修正月齢で評価を行う。在胎30週未満，出生体重1,000g未満の超低出生体重児は3歳まで，極低出生体重児は18カ月までは修正月齢を使用する。3歳以降は暦月齢で評価するが，言語発達については小学校3年くらいまでは発達する。したがって極低出生体重児の発達は3歳を目安とするが，小学校3年までは経過をみる必要がある。

B. 各月齢別の発達の診かた

1. 1カ月児の診かた

a. 質問項目（アンケート項目）

① ミルクをよく飲みますか。
② 明るい方を見ますか。
③ 寝ていて頸の向きを自由に変えますか。
④ 泣いている時に声をかけると泣きやみますか。
⑤ 気嫌がいつも悪いですか。
⑥ とくに心配していることがありますか。

b. 診察項目

① 姿　勢

1カ月児は仰臥位で顔を一方に向け，新生児とほぼ同一な姿勢をとっている。しかしよく観察すると次の3つの姿勢を主にとっている。

新生児同様に上下肢を半屈曲し，上肢を挙上している姿勢，非定型的緊張性頸反射の姿勢，両上肢を下に降ろしている姿勢である。

このうち非定型的緊張性頸反射の姿勢は図3のように後頭側の向いている側の上肢は伸展し，下肢が屈曲しているなどである。時に顔の向いている上下肢が伸展，後頭側の上下肢が屈曲する緊張性頸反射の姿勢がみられることがあるが，常にではなく診察中にいくつかの姿勢に正常では移行することが多い。

3つの姿勢の中では両手を下に降ろしている姿勢と緊張性頸反射の姿勢がもっとも多くみられる。

両手は激しく泣いている時以外は，軽く握っているか半ば開いている。時に握っているが，診察中，コンスタントではない。先ほどの姿勢と同様，診察中，手足を動かし，自発運動がみられ

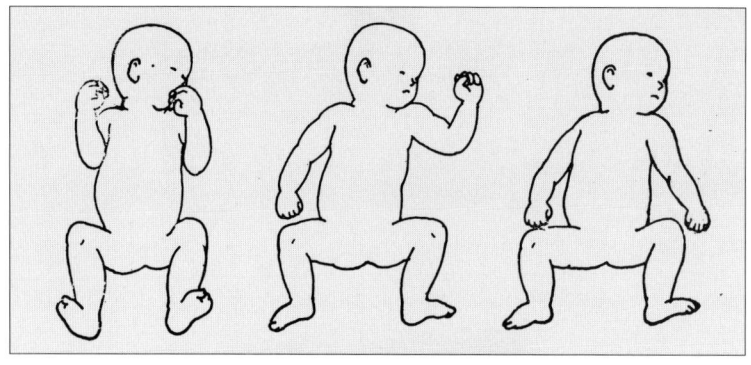

図3 仰臥位の姿勢（1カ月児）

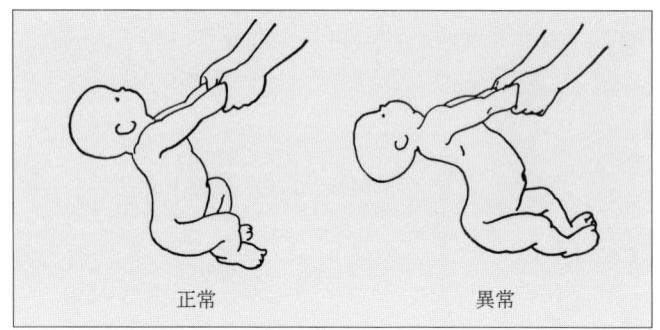

図4 引き起こし反射（1カ月児）

る。一定の姿勢をとり，自発運動が少ない時は，何らかの障害が考えられるので注意して経過を観察する。

②頭　蓋

この頃は plagiocephely（不対称性頭蓋）がわりと目立つ頃である。

正常でもみられるが極端なものは，斜頸や，脳奇形が疑われる。

体重の増加，哺乳力，筋トーヌスなどとともに，頭囲は出生時頭囲より 2 cm 以下しか頭囲の増加していないのは経過観察を行う。頭囲が大きい時は，乳児の体格と両親が大きくないかなどの家族歴をよくたずねる。

1カ月では ATNR の非定型的な姿勢をとるものが多い。また非対称性頭蓋だと一方が neck righting，一方が ATNR と左右の反応が異なることが多い。

手を硬く握り，典型的な ATNR の姿勢は異常とみてよい。このような姿勢をとる症例では必ず，筋トーヌスの異常や，traction response，suspension での異常がみられる。

③引き起こし反射（図4）

1カ月児は引き起こす時に，頭は背屈し，肘関節は伸展し，下肢はそのままである。文章で書くとこのようになるが，頭が背屈し，肘が伸展といっても決して筋トーヌス低下の場合とは同じでない。

背屈，伸展の程度が異なるし，手に感じる緊張の度合いが異なる。時に上肢が屈曲し，頭が体幹に平行してついてくることがあるが，これは屈曲優位の姿勢で新生児と同じでかえって成熟が遅れているといえる。

頭が極端に背屈したり，肘関節が完全に伸展したり，股関節が完全に開くことはない。また引き起こす時に，極端に背屈し，腰がずれてしまったり，身体が棒のように硬直し立ってしまうことはない。

④ 水平抱き ventral suspension 並びに垂直抱き vertical suspension（図5）

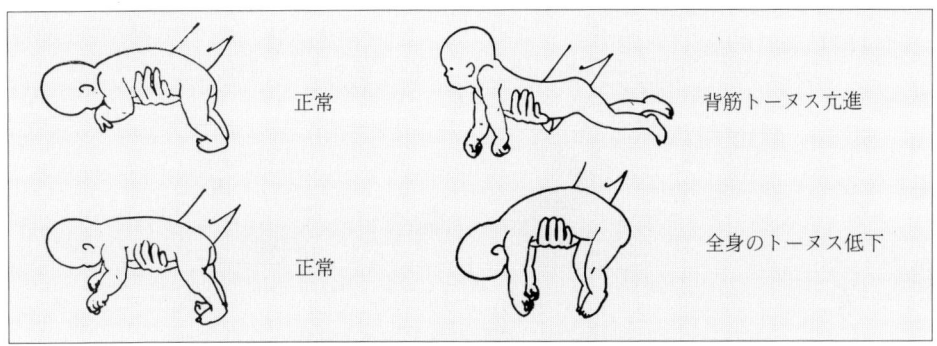

図5　水平抱き（1カ月児）

⑤ 腹臥位

腹臥位では顔を一方に向けたままか，正中位で時に挙上する。新生児のように下肢を屈曲し腹部に入れ，臀部が頭部より高いものも，下肢が半ば伸展し，頭と臀部が平行となっているものもある。いずれも正常である。

c．まとめ

1カ月児は新生児期をやっと抜け出した所で，姿勢その他も非常に新生児と似ている。しかし，新生児と同じ姿勢や屈筋優位のものや，新生児反射が著明にみられるものは，神経の成熟のおくれで，脳障害として意味が持てる。

1カ月では哺乳障害，体重の増加不良，筋トーヌスの異常，なんとなく反応が鈍い，頭囲の異常，常に同じ姿勢をとっているなどを特に注意する。出生時より体重が1,000g以上，頭囲が2cm以上増えているのを目安とする。

2．3〜4カ月児の診かた

a．質問項目（アンケート項目）3カ月児

① 頸はすわっていますか。
② 物をよく見て追いますか。
③ あやすと笑いますか。
④ ガラガラを持たすと，少しの間，握って遊んでいますか。

⑤ ミルクはよく飲みますか。
⑥ その他，何か気になることがありますか。

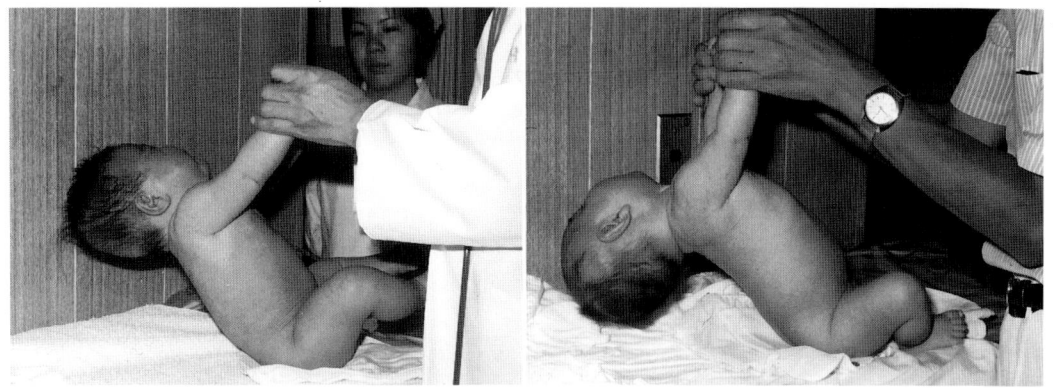

正常　　　　　　　　　　　　　異常
写真 21　引き起こし反射（3 カ月児）

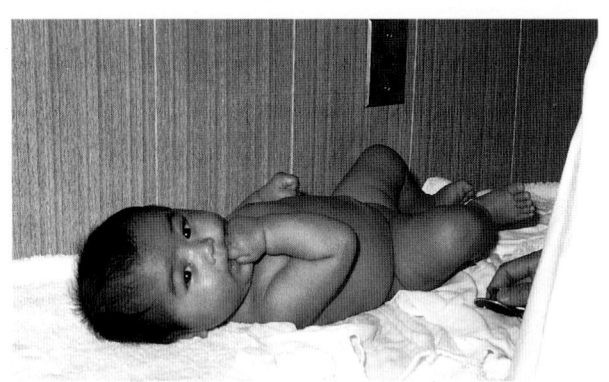

写真 22　仰臥位（3 カ月児）

質問項目（アンケート項目）4 カ月児
　① 頸はすわっていますか。
　② あやすと声を立てて笑いますか。
　③ ガラガラをふったり，眺めたりして遊びますか。
　④ 寝ていて両手を眼の前でいじりながら遊んでいますか。
　⑤ 着物のスソなど手にふれたものはつかみますか。
　⑥ 物を左右，上下に追いますか。
　⑦ 仰向きから横向きに半分寝返りますか。
　⑧ 今までに何か異常があるといわれたり，気になることがありますか。
解説：4 カ月は Key month である。頸がすわり，明らかに物をよく追い，上下にも追う。新

生児反射は完全に消失している。このうちのどれ1つができなくても異常といえる。

脊髄、橋レベルの反射的生活から、周囲に反応し、笑ったり、物を追ったり、ふれたものを握ったりする随意的な動作がいくらかみられてくることと、反射的には立ち直り反射がみられ始めてくる。

3カ月児では頸がすわっていなくても必ずしも異常とはいえなかったが、4カ月児は頸がすわらないのは明らかに異常である。

頸のすわりの発達段階としては次のものがある。

（ⅰ）引き起こす時に頭が背屈し、引き起こされるとすぐに前屈または背屈してしまう（新生児～1カ月レベル）。

（ⅱ）引き起こす時に頭がわずかに背屈し、引き起こした時に数秒は頸がすわっている（1～2カ月レベル）。

（ⅲ）引き起こす時に45度で頸が体幹と平行となり、引き起こした時に頸がしばらくすわっている。揺らすと前屈してしまう、やっと頸がすわり始めた段階（3カ月レベル）。

（ⅳ）頸がすわり、揺らしても前屈しない（4～5カ月始めの発達レベル）。

（ⅴ）横抱き、水平抱きにしても頸がしっかりしている（5～6カ月レベル）。

声を立てて笑うは、あやすたびに声を立てなくても良いし、必ずしも声を立てなくてもよい。こちらのあやしに反応して明らかに笑えばよい。

4カ月になるとガラガラを持たせると振ったり、なめたり、眺めたりしてしばらくの間遊んでいる。両手をよくみているのはこの月齢でみられる hand regard である（写真23）。4カ月児は手にふれたものをつかむ傾向がある。

物を追うのも一層明確となる。水平方向のみでなく上下にも追視する。この月齢で明らかに追視せず、周囲に関心のないものや、ガラガラを持たせてもすぐ放してしまうのは明らかに発達が遅れている。この頃になると半分以上途中まで寝返るようになる。

b．診察項目

① 追視、姿勢、自発運動：3カ月児と4カ月児の仰臥位の姿勢の違いは写真23, 24の通りであ

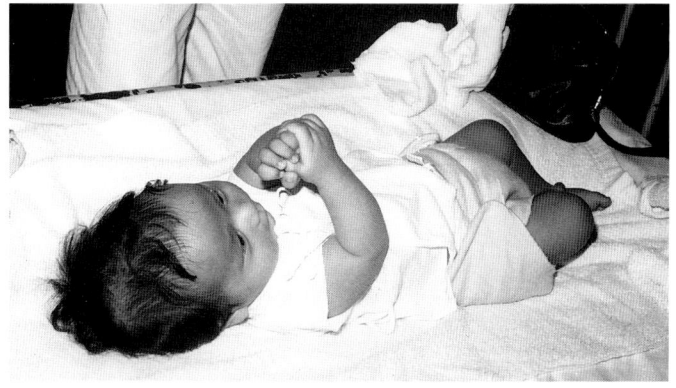

写真 23 姿勢と hand regard（4カ月児）

る。

　追視は 30 cm くらいの距離より行うが，左右ばかりでなく上下も追うようになる。追視とともに，斜視，眼球振盪もチェックする。

　一側の顔面神経麻痺はわりと簡単に診断されるが，両側の顔面神経麻痺は見逃がされる危険がある。顔の動きが左右不対称ばかりでなく，動きそのものを注意する。

　4 カ月になるとほぼ顔が正面を向き，左右対称の姿勢となる。両手を顔の前に持っていき，眺めて遊んでいることが多い。頸を一方に向けて途中まで寝返るかもみる。

　② 物を持たせる。あるいは手にふれたものをどうするかみる。

　抱っこしている時に，偶然手にふれたものをどうするか，または物を持たせてどうするかをみる（写真 24）。手にふれたものをつかまなかったり，持たせてもすぐ放してしまうのは異常で，神経の発達が遅れているとみてよい。

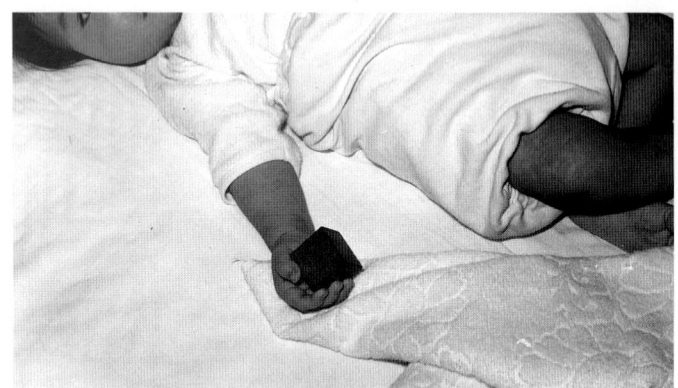

写真 24　whole hand grasp（4 カ月児）

　③ 引き起こし反射

　引き起こす時に頸はやや背屈しているが，引き起こすにつれ平行となり，引き起こした時に頸はしっかりとすわっている。この状態で前後にゆっくり揺らせても，3 カ月と異なり，簡単に前屈はしない（写真 25）。

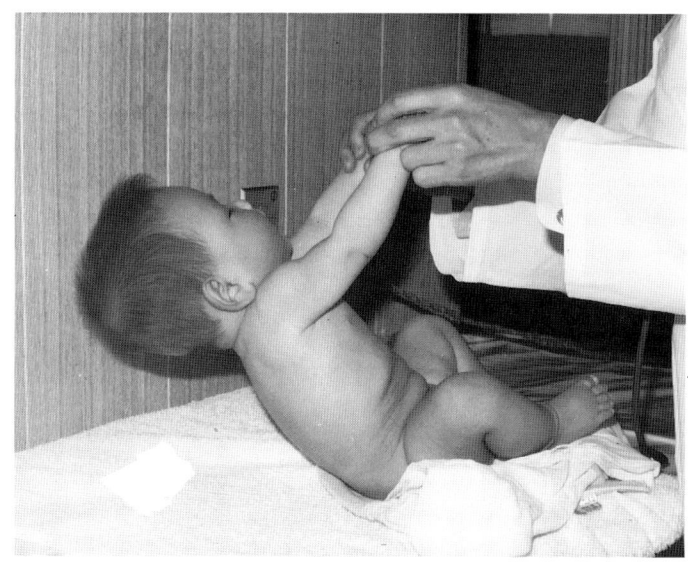

写真 25　引き起こし反射（4 カ月児）

　上肢は半数は伸展したまま，半数は屈曲傾向がみられる。下肢も外排屈曲したままか，時に半屈曲より，さらに屈曲する。

　④ 水平抱き ventral suspension 並びに垂直抱き vertical suspension

　ventral suspension（写真 26）では Landau の第 3 相となるものが多い。

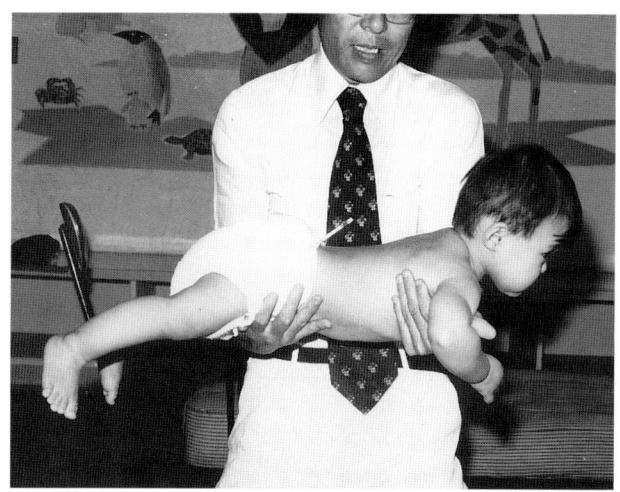

写真 26　腹臥位水平抱き（4 カ月児）
（Landau 反射第 3 相）

　上肢は suspension に関係なくかなり自由な動きがみられてくる。
　vertical suspension では下肢は屈曲または半屈曲であるが，下肢をつかせると，体重をまったく支えようとしない時と，少しは支えようとする時とがある。下肢は完全に伸展することはない。
　vertical suspension したついでに，上体を左右に傾けて，体幹の立ち直り反射の有無をチェッ

クする(写真27)。上体を左右に倒すと，視性立ち直り反射はみられないが，4カ月では体幹に立ち直りがみられてくる。体幹は平行か，倒された側に凸となる。倒された側に弓なりになることはない。

背位水平抱きでは，背屈はするが，以前に比較してそれほど反らなくなる。中には平行に近くなる乳児もみられる。

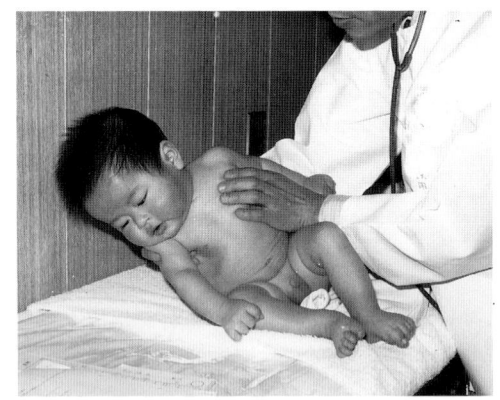

写真 27　視性立ち直り反射（4カ月児）

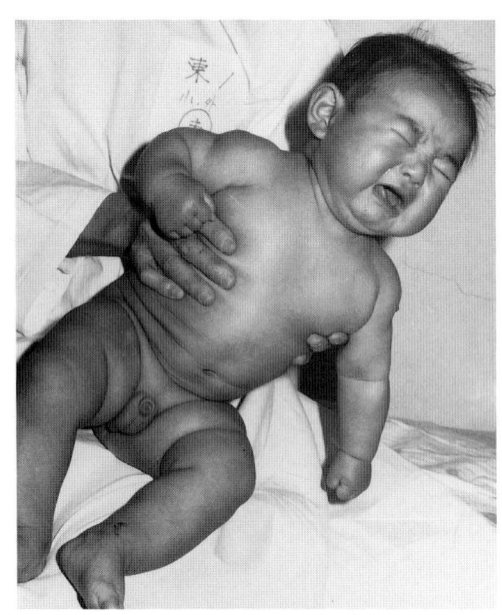

写真 28　体幹の立ち直りと視性立ち直り反射（5カ月児）

⑤腹臥位

腹臥位では顔が45〜90度近くまでベッドより挙上し，胸をベッドより離し，肘関節を屈曲し，前腕で体重を半ば支えようとしている。

著者の腹臥位の発達の調査では4カ月児が，発達の幅がもっとも大きかった。すなわち1カ月の発達レベルのものから，5カ月の発達レベルのものまでみられた。

c．まとめ

4カ月は異常を発見するに便利な月齢である。運動発達は頸のすわりで確認，精神発達は反応性笑いや，周囲に対する反応，追視で確認，反射のレベルでは原始反射の消失と，立ち直り反射の出現傾向でチェックする。これは仰臥位の乳児の頸を一方に回転さすといろいろの立ち直り反射が働いて途中まで寝返る。両足を持って回転させてもよい。それと腋下を支えて抱き，上体を傾けて体幹の立ち直りをみる。その時に手の状態や，口の様子をみる。体重6000g，身長60cm，頭囲は最低40cmは必要である。頭の大きい乳児は家族性のものがあるので，頭囲が大きい時は両親の頭をみるか，大きくないかをたずねる。

この月齢で得られた異常所見はまだ流動的であるが，中等度から重度の知能障害や脳性麻痺は発見されなければならないし，中等〜軽度の脳障害児も，丁寧に診察すれば疑いが必ず持てるは

ずであるので，時間をかけて診察するようにしなければならない。疑いの持たれる乳児は，日を改めてもう一度診察するとよい。

3．6〜7カ月児の診かた
a．質問項目（アンケート項目）6カ月
① 手を伸ばして欲しいものをつかみますか。
② ほんのしばらく坐りますか。
③ 寝返りをしますか。
④ ビスケットやオセンベなどを自分で持って食べますか。
⑤ そばで新聞を読んでいると，引っぱって破きますか。
⑥ 母親がいらっしゃいをすると喜んで体をのりだしますか。

写真 29　引き起こし反射（6カ月児）

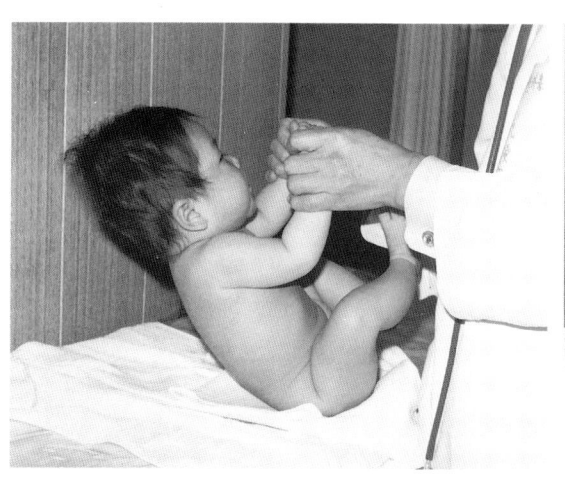

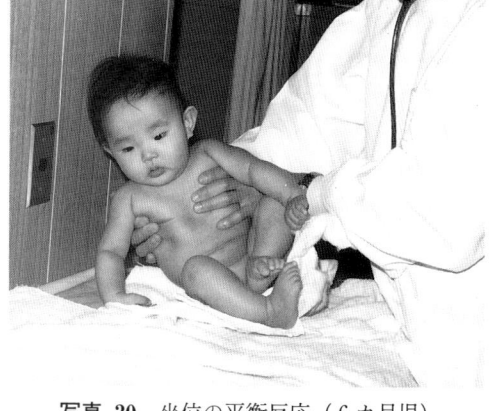

写真 30　坐位の平衡反応（6カ月児）

質問項目（アンケート項目）7カ月
① お坐りできますか。
② 手を伸ばして欲しいものをつかみますか。
③ 仰臥位から腹臥位，腹臥位から仰臥位へと寝返りますか。
④ 人見知りしますか。
⑤ 腋下を支えて立たせると足をついて体重を支えますか。
⑥ 何か欲しいものがあると声を出しますか。
⑦ 今までに何か異常があるといわれたり，特に気になることがありますか。

b．診察項目
① 姿勢。5〜6カ月では下肢のトーマスが低下（写真 31）し，足をしゃぶっている。7カ月になると仰臥位を嫌がりねがえりをしてしまう。
② お坐り（図6）お坐りの発達は ⅰ)腰を支えると坐れる（4〜5カ月），ⅱ)両手を前について

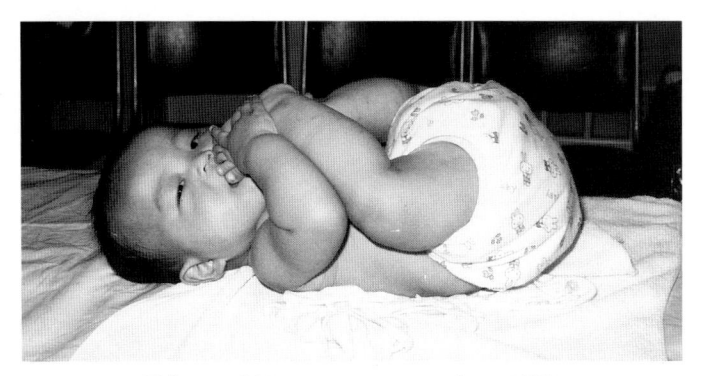

写真31 足をしゃぶっている（6カ月児）

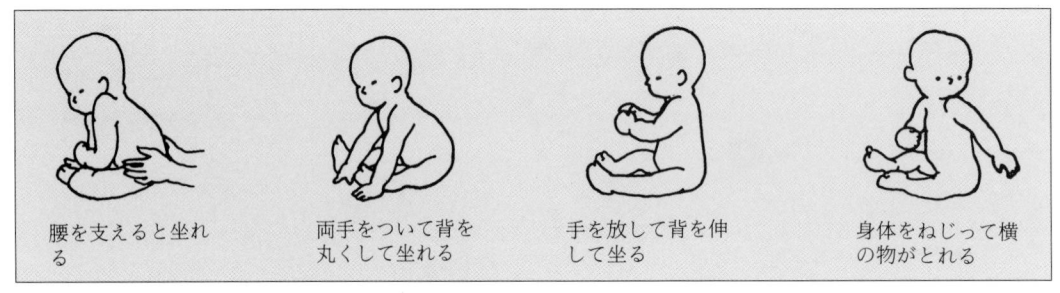

図6 お坐りの発達
腰を支えると坐れる　　両手をついて背を丸くして坐れる　　手を放して背を伸して坐る　　身体をねじって横の物がとれる

背を丸くしてほんの少し坐れる（5カ月末から6カ月），ⅲ手をついて坐れる（6カ月末），ⅳ背を伸ばして手を放して坐れる（7カ月），ⅴお坐りしていて身体をねじって横のものが取れる（8カ月）に分けられる。ⅱとⅲ，ⅲとⅳの移行は必ずしも明確でなくⅱを取ってしまってもよい。7カ月は平均ⅳの発達段階で，手を前について坐る段階以上の発達をしていればよい。

乳児をお坐りさせてお坐りの状態と，坐っていて周囲に対する関心の示し方もいっしょに観察する。この時，眼位や，眼球運動もよく観察し斜視，眼瞼下垂などもチェックする。

③視性立ち直り反射と坐位の平衡反応

坐っている状態で身体を左右に傾けて視性立ち直り反射をみるとともに倒された反対側の上下肢に平衡反応がみられるかどうかを診る。

坐位の乳児を横に倒すと反対側の上下肢を伸展しバランスをとろうとする。これは最初に出現する平衡反応の1つである。横に倒した時に体幹にも立ち直り反射がみられているかどうかもみる。

④ 横のパラシュート反応

　坐位の乳児を横に倒すと倒された側の上肢が伸展し，手を開いて身体を支えようとする。これを横のパラシュート反応 side parachute reaction という（写真32）。この反応がみられるとお坐りしていて横のものを身体をねじって自由に取れるようになる。

　7カ月ではみられなくても正常であるが，横のパラシュート反応が出現していればより進歩したお坐りといえる。

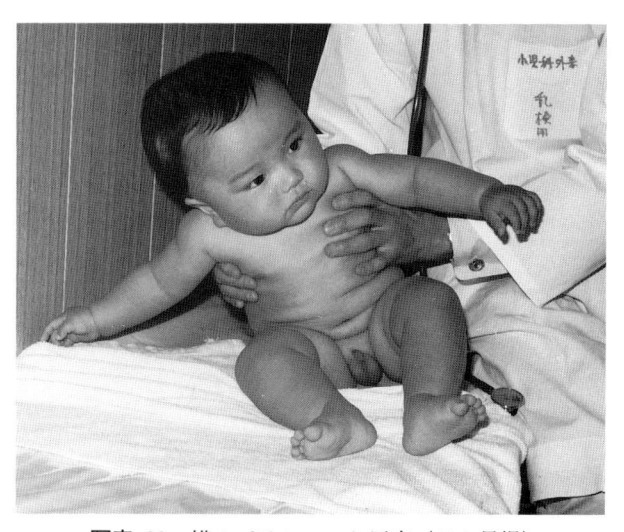

写真 32 横のパラシュート反応（7カ月児）

⑤ cloth on the face test

　坐位の時に積木を見せてつかまえさせてもよいが，つかまない時に行う。

　最初，顔に布をかけて取り方をみる。取り除いたらもう一方の手をおさえて布をかけもう一方の手の取り方をみる。この方法により両手の機能がテストでき，ごく軽度の片麻痺，アテトーゼなどが診断される。布を取らないのは，神経発達の遅れで知能障害が考えられる。重症では，顔に布をかけても何ら反応を示さない。

⑥ 引き起こし反射

　7カ月になると引き起こす時，頸が前屈し，上肢がより屈曲するのは6カ月と同じであるが，下肢は挙上し，半屈曲か，半伸展する（写真33）。

⑦ 立位で体重を支える

　腋下を支えて立位として体重を支えさせる。7カ月になると大分体重が支えられる。6カ月に比し7カ月になると正常でつま先立ちするのがずっと少なくなり，ちゃんと足をつくようになる。この頃になって尖足位で足をつく時は，ゆっくりと足に体重をかけてカカトがつくかをみる。

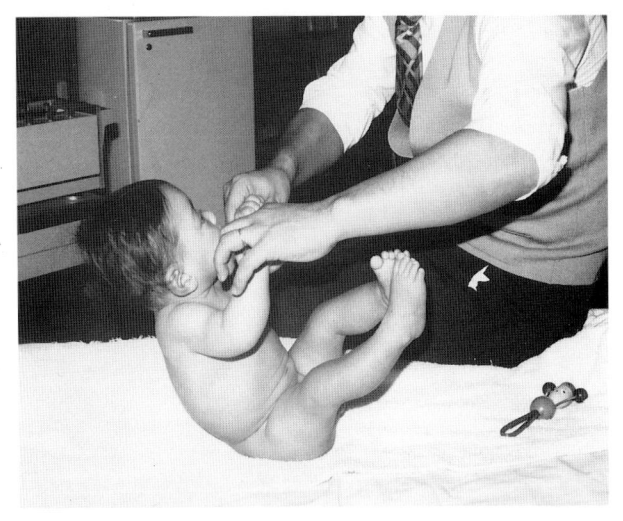

写真 33 引き起こし反射（7カ月児）

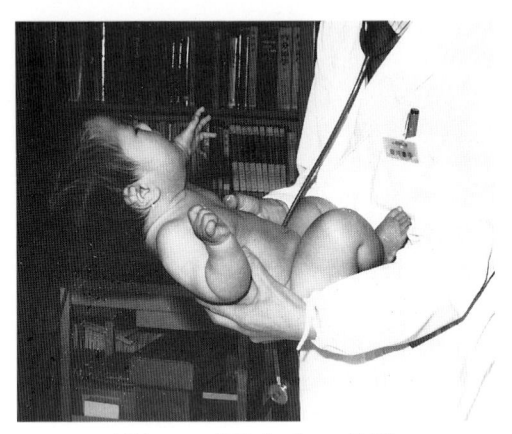

写真 34 仰臥位（6カ月児）

　上肢，手は腋下を支えて足をつかせても自由にして遊んでいられる．手を握ってしまったり前腕が回内するのは異常である．
　7カ月では特に異常が疑われない時は水平抱きはやらなくてもよい．筋トーヌスの異常が疑われた時に背位水平抱きを行い extensor hypertonus を確認する．（写真34）
　腋下を支えて，何回もピョンピョンさせて，筋トーヌスの変化をみる．
　お坐りまでの発達が正常で，その後下肢をつこうとせず立位の発達がおくれ，いざって移動する shuffler（いざりっ子）が正常の variation として存在する．shuffler でなくても下肢をつかない乳児にはいろいろの原因で存在する．下肢を突張らない乳児については著者の他の文献を参照されたい．

　c．まとめ

　7カ月は4カ月に次いで異常の発見されやすい月齢の1つである．粗大運動ではお坐りの状態，お坐りができるかどうか，微細運動では，cloth on the face test で，手のつかみ方をチェックす

る。7カ月ではつかみ方は拇指側持ち radial grasp である。反射のレベルよりすると optical righting の出現，坐位で倒した時の平衡反応がみられる。

　お坐りまでの発達が正常で下肢をつかないのは正常の variation の1つである shuffler が疑われるので経過を観察する。

　乳児期早期に dystonia があり，その症状が消失した乳児は，アテトーゼや，痙直が再びみられないかを慎重にチェックする。7カ月を過ぎ1歳頃までは，一度消失したと思われる異常がみられやすい時期である。

　8カ月児はお坐りが完全にでき，坐りながらおもちゃを持って遊んだり，横のものが自由に取れる。しかし自分で物につかまって立ちあがるのは不可能で，つかまらせれば立っていられる。積木のつかみ方は拇指側持ちである。

　その他まだ人見知りがあり，母の顔を見ると，抱いてもらいたくて身体をのりだす。この頃よくみられる異常で，下肢をつかないことがあるがそれまでの発達が正常ならまず心配はいらない。

　首のすわり，お坐りなどの発達も遅れていたら，いろいろの原因が考えられるので，精査が必要である。反応としては横のパラシュート反応，お坐りの平衡反応，視性立ち直りが大切である。

4．9〜10カ月児の診かた

a．質問項目（アンケート項目）9カ月

①つかまって立とうとして膝立ちをするか，つかまって立ちあがれますか。
②茶碗などを両手で口へ持っていきますか。
③引き出しをあけて，いろいろのものを引きだしますか。
④「イヤイヤ」「ニギニギ」「オテテパチパチ」などの動作をしますか。
⑤両手で物を持って遊びますか。
⑥落としたものを探そうとしますか。
⑦這い這いして後ろに進みますか。
⑧今までに何か異常があるといわれたり，特に気になることがありますか。

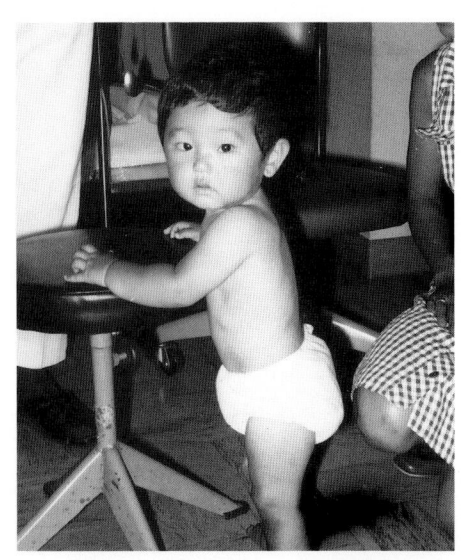

32　II．各月齢別の発達の診かた

写真 35　つたえ歩き（9カ月児）

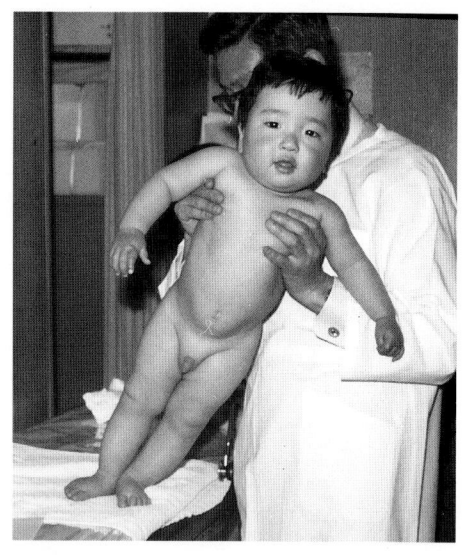

写真 36　ホッピング反応(−)（9カ月児）

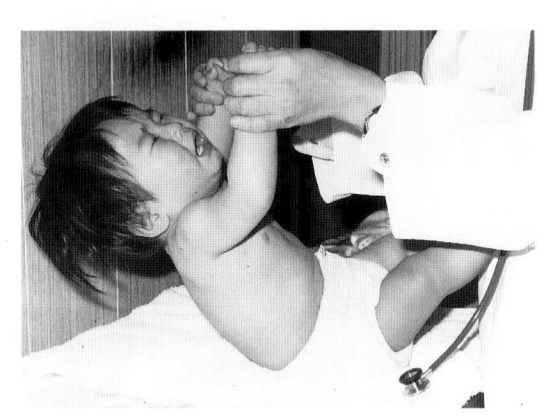

写真 37　引き起こし反射（9カ月児）

質問項目（アンケート項目）10カ月

① つかまり立ちをしますか。

② 這い這いしますか。

③ おぜんをまわって欲しいものを取りに行きますか。

④ 「イヤイヤ」，「ニギニギ」，「バイバイ」などの大人の言葉を理解して動作をしますか。

⑤ 「いけません」というと，ちょっと手を引っこめて親の顔をみますか。

⑥ 他人が食べているのをみると欲しがりますか。

⑦ 後追いをしますか。

⑧ 今までに何か異常があるといわれたり，特に何か気になることがありますか。

解説：10カ月は異常が発見されやすい月齢である．運動発達では自分でもつかまって立てるつかまり立ちが可能である．さらに進歩した発達では片手でおもちゃを持ってつかまり立ちできる．この月齢では大体の乳児は這い這いする．

精神発達では「イヤイヤ」「バイバイ」などの物真似動作が大切である．この月齢では「イヤイヤ」「ニギニギ」と大人がいっただけでそれらの動作をする．しかしこちらがやって乳児が真似してもよしとする．

b．診察項目

① つかみ方

積木，小さい球をつかませる．

10カ月では拇指側持ち（写真38）か，指の腹側で持つ鋏み持ち（写真39）である．小さい球では1つ発達段階が遅れ拇指側持ちである．

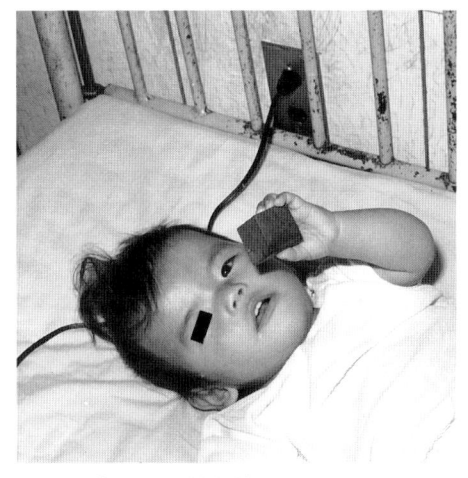

写真 38 拇指側持ち（10カ月児）

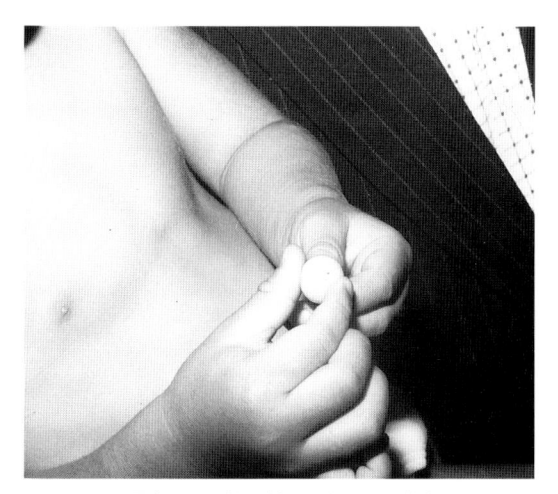

写真 39 鋏み持ち（10カ月児）

② 立　位

　低い椅子につかまり立ちさせる（写真 40）。10 カ月ではつたえ歩きするか，立ったまま手を開いて積木その他で遊んでいる。

　自分でつかまって立てる動作以上の発達をしていればよい。早い乳児では両手を引くと歩いたり，独り立ちするものもある。

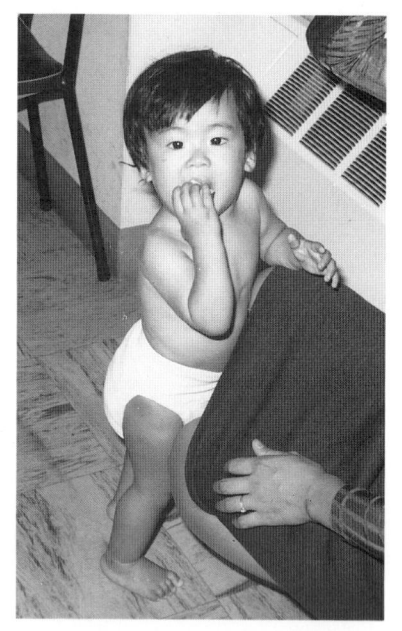

写真 40　立位（10 カ月児）

③ ホッピング反応

　つたえ歩きが可能だとホッピングでは左右に倒すと，他方の下肢が交叉して重心をスムーズに移動するようになる。しかし，10 カ月ではつかまり立ちはできてもつたえ歩きはできない乳児もいる。このような乳児はホッピングでは「オットドッコイ」の姿勢となる（写真 41）。

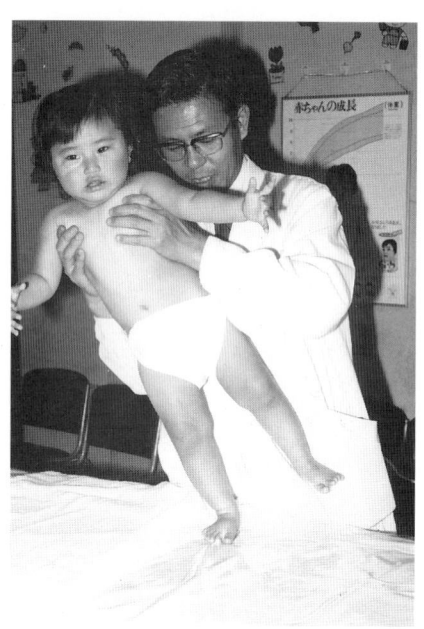

写真 41　ホッピング反応（10 カ月児）
　　　　「オットドッコイ」の動作

④ パラシュート反応（写真42）

乳児を抱きかかえて上体を落下させると手を伸ばして手を開いてつこうとするパラシュート反応（写真43）は陽性である。パラシュート反応は8カ月頃よりみられ始め10カ月ではほぼ全員に出現する。9カ月では低い位置のパラシュート（写真42）は陽性である。反応のみられないのは神経の成熟の遅れで精神遅滞で，左右差のみられるのは片麻痺，開き方がおかしいのは脳性麻痺にみられる。10カ月では高い位置のパラシュート反応が陽性である。

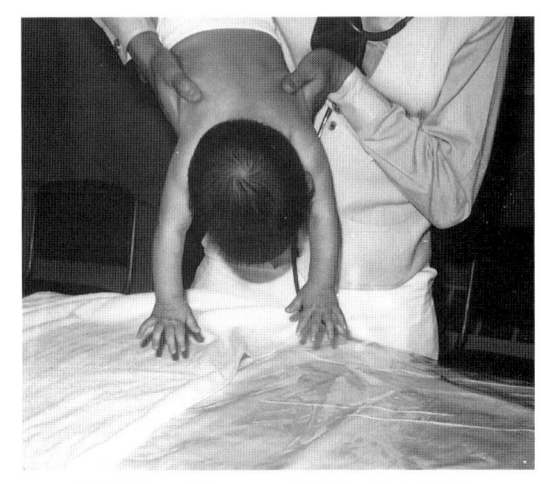

写真 42 パラシュート反応（9カ月児）
低い位置のパラシュート

⑤ 引き起こし反射

下肢の伸展傾向がより強くなる。下肢はまだ挙上していることが多い。上肢は起きあがろうと強く屈曲したり，半屈曲であったり一定しない。10カ月では引き起こしは問題がない限り行う必要はない。

c．まとめ

乳健を1つの流れに例えるなら，以前にちゃんとやられていれば10カ月のKey monthの意義は自然と薄れてくる。しかし以前に何か異常があり，発達障害が疑われた時は，この機会にもう

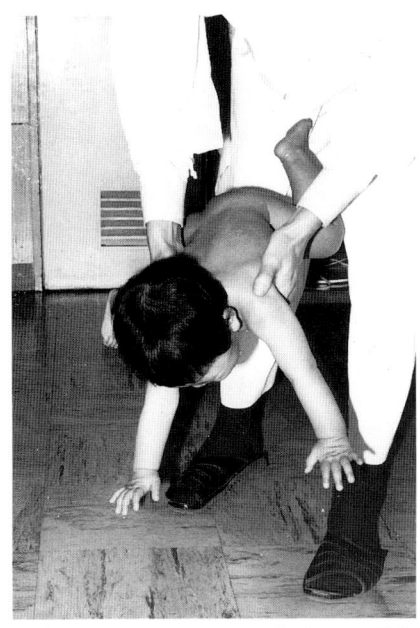

写真 43 パラシュート反応（10カ月児）
高い位置よりのパラシュート

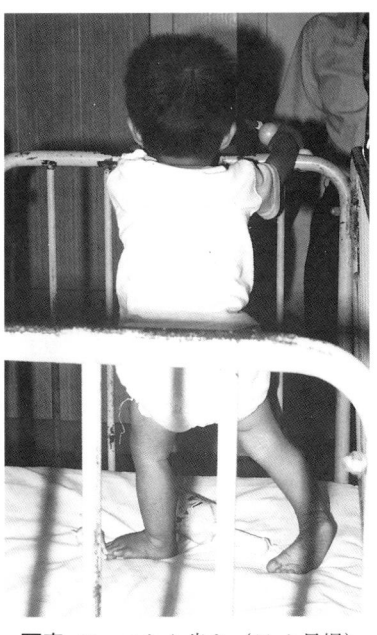

写真 44 つたえ歩き（11カ月児）

一度，詳細にチェックする必要がある．10カ月でも軽度の遅れがある時は将来もある程度異常のことが多いからである．発達がその後とほぼ比例するとみてよい．

　チェックポイントは運動発達はつかまり立ち，精神発達は「イヤイヤ」「ニギニギ」などの物真似動作，探索行動，反応はパラシュート反応である．ただ単にパラシュート反応といった場合には横のパラシュートではなく抱きかかえて上体を落下させる低い位置のパラシュート反応を意味する．

5．12カ月児の診かた
a．質問項目（アンケート項目）
① 独り立ちしますか．
② 両手を引くと歩きますか．
③ 櫛，ブラシ，スプーンなどを使っていると声を出して欲しがり，与えると真似して使おうとしますか．
④ 鏡を見て遊びますか．
⑤ 鉛筆でめちゃめちゃ書きをしますか．
⑥ マリをコロコロと転がすと，転がしてよこしますか．
⑦ マンマ，パパ，ダダなどの声を出しますか．
⑧ 名前を呼ぶと振り向きますか．
⑨ 今までに何か異常があるとか，特に気になることがありますか．

b．診察項目
① つかみ方

　積木，小さい球をつかませる．積木は鋏み持ちか指先持ち（つまみ持ち）pincer grasp（写真45），小さい球は鋏み持ちする．小さい球は指先でうまく持ちあげられない．

　積木は12カ月ではまだ積めない．横に並べるくらいか，積んだものをこわして遊ぶ程度である．

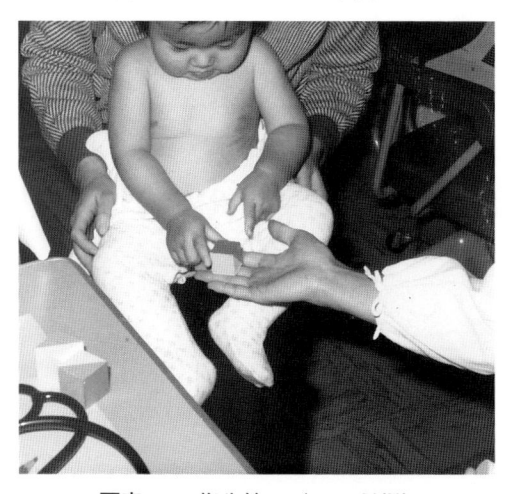

写真 45　指先持ち（12カ月児）

②独り立ち

つかまって立たせるか，独り立ちさせる（写真46）。あるいはつかまって立たせ，母親が側に来ていらっしゃいをし，つたえ歩きさせたり，少し歩かせてもよい。歩き始めはhigh guardで下肢を半ば屈曲したまま，腰を振って歩行する。

この月齢もよく泣き，独り立ち，歩行を実際に観察するのは難しい。どうしてもチェックしたい時は診察前に皆と遊んでいる時に観察する。

③ホッピング反応

判定基準は11カ月と同様，不完全陽性であればよい。左右前は反応がみられるが後が出現しない。泣いて非協力的な時は，立たそうとしても立たないし，横に倒すとしゃがみ込んでしまう。アンケートで独り立ち，歩行をしていれば無理にやらなくてもよい。つたえ歩き，立位の発達の程度を診る。状態の良い時にテストしてどの方向にも反応がみられないのは発達の遅れである。

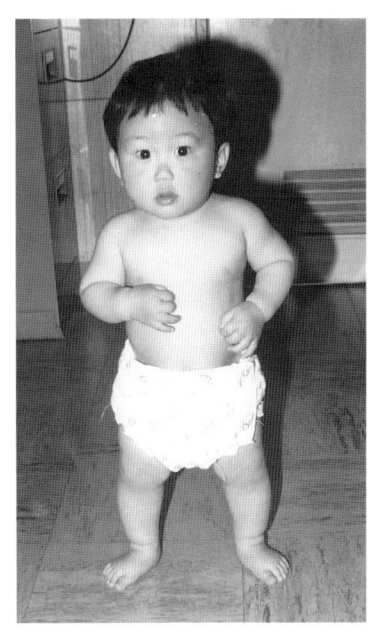

写真46 独り立ち（12カ月児）

④パラシュート反応

発達がおくれている時に行う。

⑤追視，音に対する反応

12カ月は乳健の機会が多いので，ペンライトにより，固視，追視を行い，斜視，眼振などをもう一度チェックしておく。ペンライトの距離は1mが適当である。

音に対する反応は，ストップウォッチの音を耳の側に持っていってきかせ，振り向けば良いし，太鼓（低音部ほど強い），鈴（4,500〜5,000 Hz），笛（2,000 Hz周辺），カスタネット（500 Hz以下と2,000〜4,000 Hzが強い）などの音をさせて振り向けばよい。聴力障害が疑われる時は専門家に紹介する。

⑥引き起こし反射

この月齢では下肢を伸展し，ベッドに付着したままで起きあがることがある。この時，上肢は屈曲して力が入るか，半屈曲か，伸展していることもある。

12カ月になると引き起こし反射は神経の成熟を診るにはよいが，臨床的意義は大分うすれてくる（写真47）。

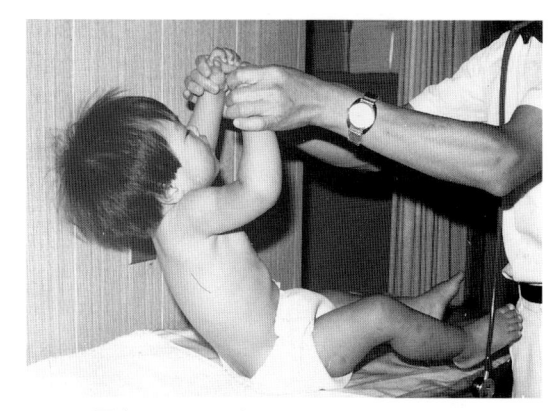

写真 47　引き起こし反応（12 カ月児）

c．まとめ

12 カ月は区切りとしてはよい月齢であるが，集団で乳健をするには難しい月齢である．ゆっくりと時間をかけて，遊戯室などで行うにはよい．歩かなくても異常とはいえないし，意味のある単語がいえなくてもよい．

アンケートに示した質問項目をよくたずねて発達を知ることが第一と思われる．つかませる，独り立ち，手を引いて歩かせるは診察前に行った方がよい．

運動発達は独り立ち，つかみ方はつかませる大きさにより違うが，鋏み持ちか指先持ち．精神発達は物を真似して使う，鏡をみて遊ぶことや，めちゃめちゃ書きするなどである．

6．1 歳 6 カ月児の診かた

a．質問項目（アンケート項目）

① ころばないで上手に歩けますか．
② 手を引くと階段を昇りますか．
③ 絵本を見て知っているものを指さしますか．
④ 自動車，お人形などをそれらしく遊びますか．
⑤ 意味のある単語をいいますか．
⑥ 鉛筆でなぐり書きをしますか．
⑦ 名前を呼ぶとふりむきますか．
⑧ 耳はよくきこえますか．
⑨ 今までに何か異常があるといわれたり，特に気になることがありますか．

解説：1 歳 6 カ月は Key month である．人間と他の動物の相違は，人間は歩くことができ，言葉を使用することである．1 歳 6 カ月ではこの両方ともがなされていなければならない．

b．診察項目

① 歩　行

部屋の中を自由に歩かせてみる．ころばないであちこちと歩いていればよい．歩き方のおかし

いのや2〜3歩歩いて尻もちをつくのや，歩かないのは異常とみてよい。

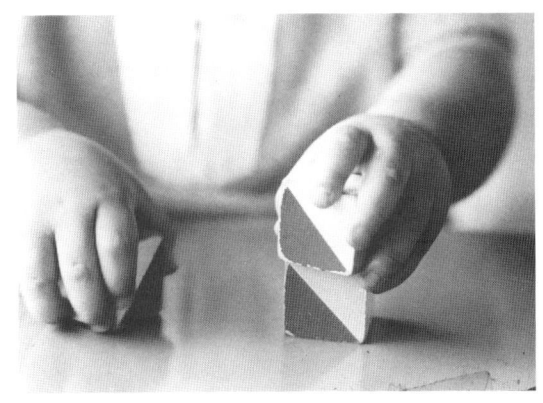

写真 48 積木を積む（1歳6カ月児）

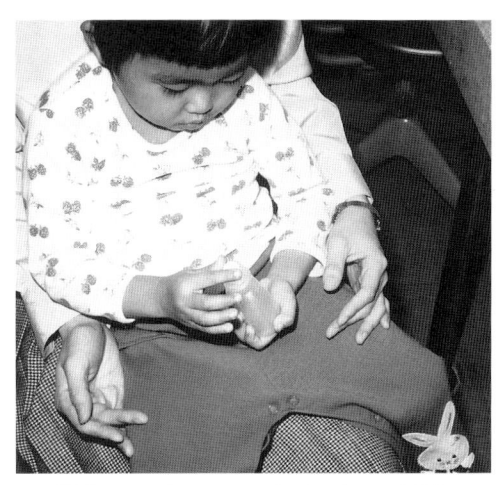

写真 49 球のつかみ方（1歳3カ月児）

② 積木を積ませる

積木，ビー玉はつまみ持ち（写真49）をする。

積木を目の前で積んでみせ，何個積めるかをみる。普通は2〜3個は積める。積む時のつかみ方と，積み方の協調運動をみる。

積木は利き手で積むので，最後にもう一方の手に積木や，小さい球をつかませて，もう一方の手の機能も一応チェックしておく（写真48）。

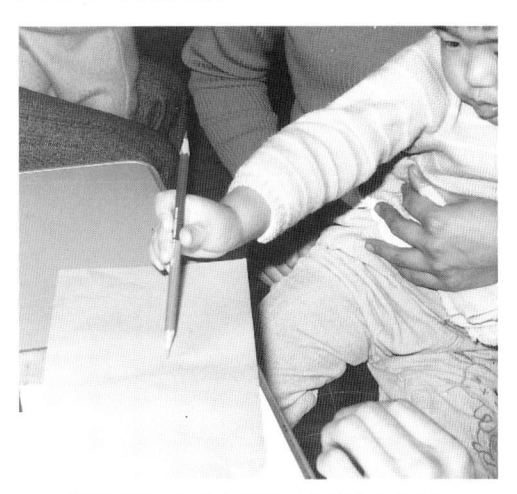

写真 50 なぐり書き（1歳6カ月児）

③ 鉛筆でなぐり書きさせる

膝の上に坐らせた小児の目の前で鉛筆で紙の上になぐり書きをしてみせ，次に小児に鉛筆を与えてなぐり書きさせる。書き方はぐちゃぐちゃで線は直線である（写真50）。持ち方も spinate grasp が大部分である。これをしない時はコップやビンに小さい球を入れさせてみてもよい。

知能障害では鉛筆を持って書こうとしないし，脳性麻痺では持ち方や，書き方が異常である。

④ 絵本を見せる

動物の絵本を見せ,ワンワンどうれ,ニャーニャーどうれと実際に指ささせる(写真51)。絵本は動物でなくても,自動車や,お父さん,お母さんでもよい。その時はブーブーどうれとか,パパどうれ,ママどうれ,赤ちゃんどうれなどときく。犬や猫を指さして,これなあにときいて「ワンワン」と答えさせてもよい。1歳6カ月で名前がいえるのはよいが,いえなくても異常とはいえない。

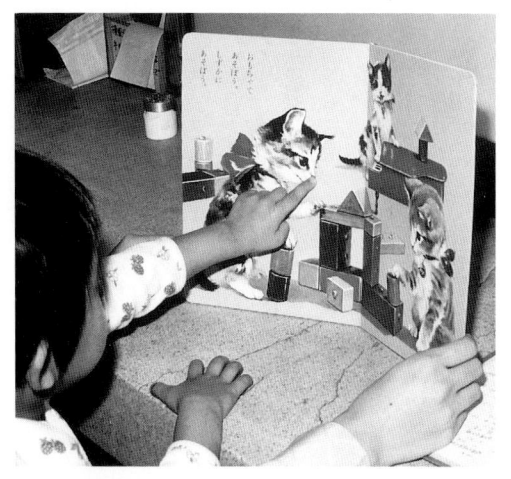

写真 51 絵本をみる（1歳6カ月）

⑤ 眼のテスト

ペンライトを1mの距離より見せ,光が左右対称に角膜の中心に投影されているかをみる(写真52)。左右で像の位置が違っているのは斜視である。

次に固視したことを確認した上で,左右,上下にゆっくりとライトを移動させ,眼球運動をみる。

次に光を50cmの近くと5mの遠くにやり,調節性内斜視や,間歇性外斜視などの有無をチェックする。

写真 52 眼のテスト（1歳6カ月児）

この頃は眼の調節がオーバーとなり調節性内斜視がみられやすい。

⑥ ホッピング反応

1歳6カ月ではホッピングは前後,左右で出現する(写真53)。すなわちホッピング反応は陽性となる。このことは身体が左右前後に傾いた時に,重心の移動がスムーズに行われることで,上手に歩行ができることを意味する。

後ろに倒す時に,ゆっくり倒すと,下肢が後ろにいかないで背屈することがある。これはdorsi-flexionといい,この頃よりみられる別の平衡反応である。

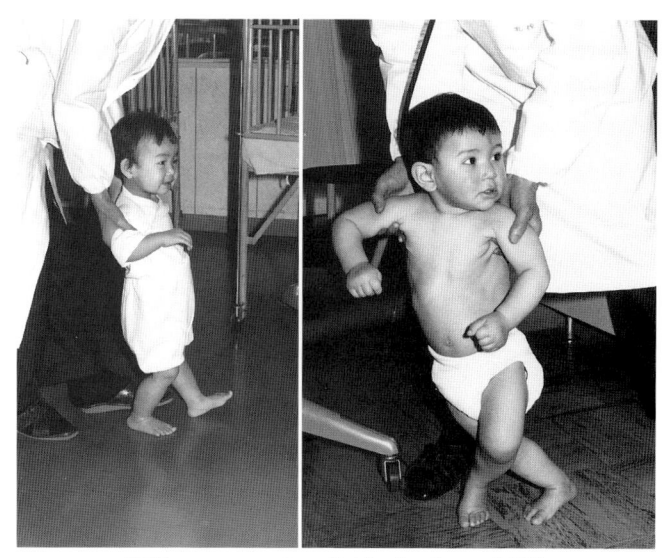

写真 53 ホッピング反応（1歳6カ月児）

c．まとめ

1歳6カ月はいろいろの意味で大切なポイントである．1つは歩行，言語という人間としての基本的動作がなされる第1歩であるばかりでなく，離乳食の完了，虫歯の予防など小児科的にも大切な時期である．

発達のチェックポイントとしては歩行，意味のある単語，難聴，視力障害などがあげられるが，実際に乳健を実施していると，この頃に異常が発見されるもう1つのピークがある．

ごく軽度の知能障害，脳性麻痺，難聴などが，今まで健診されていたにもかかわらず見過ごされ，この時期に言葉の遅れ，歩行障害，手の使い方のぎこちなさなどで気付かれることがある．であるから，今まで診ていた小児についても，総合的にもう一度チェックし直す必要のあるのが1歳6カ月である．そればかりでなく，1歳6カ月はこれからの社会生活のしつけの第1歩であるので，この方面よりの配慮，指導も必要である．親の養育態度，生活環境なども，調整可能な部分はアドバイスする．

7．1歳9カ月児の診かた

a．質問項目（アンケート項目）

① 20分くらい歩けますか．
② かなり早く走りますか．
③ 手すりを持って階段を昇りますか．
④ 他の子どもが母の膝にあがると怒って押しのけますか．
⑤ ストローでよく飲めますか．
⑥ 簡単な質問に答えられますか．たとえば「パパどこへ行ってるの」「カイシャ」，「ママは」「アッチ」など．

⑦ おしっこしたあと「チーチー」といって知らせますか。
⑧ 「15〜20語」くらい意味のある単語をいいますか。

解説：1歳9カ月になるとどこへ行くにも近くならほとんど自分で歩くようになる。格好は悪いが，かなり走れる。

手すりを持って一段ずつ足を揃えて階段を昇れる。ストローは1歳6カ月には飲めるが，飲ませない家庭もあるので月齢をずらせ1歳9カ月の質問とした。であるからやらせていれば1歳9カ月では確実に飲めるはずである。

簡単な質問に答えるは，意味のある単語をいうよりさらに一段と進歩した状態である。日頃使っているような2〜3の例で質問するとよい。おしっこした後「チーチー」といったり，股に手をやったり，下を眺き込んだりする。この辺をたずねる。単語も最低15〜20はいっているはずである。

b．診察項目

この頃より以後は自我が強くなり，気に入らないことはしないことが多い。診察も静かなプレイルームでやるなら良いが，皆といっしょに外来で行うと，嫌がって滅多に協力してくれない。そのこと自身が1つの進歩であるので，やらない時はアンケートで代行する。

① 歩　行

歩行の状態をみる。歩行は1歳6カ月ではローガードであるが，それから以後は次の点に注意してみる。ⅰ 足が床についているときの足の構え（stance），ⅱ 歩いている時の下肢の振れ方（swing），ⅲ 歩行中の骨盤の状態（傾いたりねじれ），ⅳ 歩行中の上肢の共動運動，ⅴ 歩行中の両足間の距離（base），ⅵ 歩行中の足の状態とリズム（flat foot, heel strike）。

歩行の発達とこれらの関係を図7に示してあるのでよくご覧いただいて理解して欲しい。成人に似た歩行は2歳頃とされているが，速く歩いたり，緊張すると，未熟な状態となってしまう。本当に成人と同じとなるのは5歳頃と考えられている。成人の歩行を頭に入れて小児の歩行を観察し違いをみるようにする。

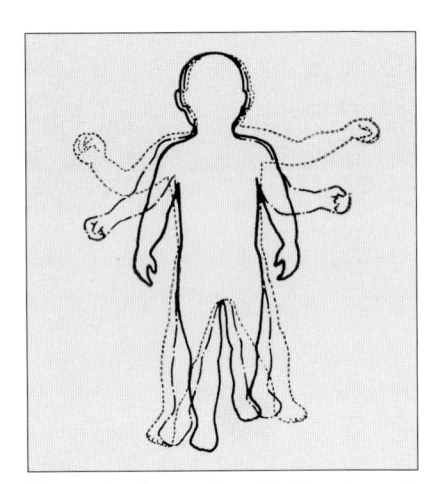

図7 歩き方の発達；歩行時の手足の位置の変化（歩行開始後 2〜11週）（13〜15カ月）
破線より鎖線，実線へと発達していく

8．3歳児の診かた

a．質問項目（アンケート項目）

① 階段を足を交互に昇りますか。
　　（はい・いいえ・わかりません）
② 片足立ちをしますか。
　　（はい・いいえ・わかりません）
③ 三輪車がこげますか。
　　（はい・いいえ・わかりません）
④ 低い所から飛び降りますか。
　　（はい・いいえ・わかりません）
⑤ 大きなボタンがはめられますか。
　　（はい・いいえ・わかりません）
⑥ ママゴト遊びをしますか。
　　（はい・いいえ・わかりません）
⑦ パンツがはけますか。
　　（はい・いいえ・わかりません）
⑧ 積木などで車や家を作ったりして遊びますか。
　　（はい・いいえ・わかりません）
⑨ 「どちらが大きいの？」と聞かれて大きい方を指さしますか。
　　（はい・いいえ・わかりません）
⑩ 赤，青とか色が1つわかりますか。
　　（はい・いいえ・わかりません）
⑪ 2～3の歌の文句を知っていますか。
　　（はい・いいえ・わかりません）
⑫ 発音が気になることがありますか。
　　（いいえ・はい・わかりません）
⑬ 「電車来た」のような二語文を話しますか。
　　（はい・いいえ・わかりません）
⑭ 「なぜ」，「どうして」，「これなあに」などとうるさくたずねますか。
　　（はい・いいえ・わかりません）
⑮ 「いくつ」とたずねると年齢が答えられますか。
　　（はい・いいえ・わかりません）
⑯ 「お名前は？」で自分の名前がいえますか。
　　（はい・いいえ・わかりません）
⑰ 丸が描けますか。

(はい・いいえ・わかりません)
⑱ 昼間のおしっこはされていますか．
(はい・いいえ・わかりません)
⑲ 母子分離ができますか．
(はい・いいえ・わかりません)
⑳ 特に心配なことがありますか．
(いいえ・はい・わかりません)

解説：3歳児は母子分離ができ幼稚園などでの集団生活が可能であるかをチェックする．社会生活が可能かどうかでそのための社会性の発達，生活習慣，言語発達などをチェックする．社会性の発達は友達とある程度遊べる，大人と簡単なお話が出来る，生活習慣は昼間のおむつが取れている，ご飯を食べられる，簡単な片づけができる．簡単な命令が判るなどである．

b．診察項目

① 行動や反応の観察

診察中の小児の行動については次の点を観察する．顔貌はどうか，周囲への関心はあるか，親との関係はどうか，視線がよく合うか，注意，集中力は良好か，落ち着きはあるか，診察に対し協力的か．

② 歩　行

つま先歩き，踵歩きをさせる．つま先歩きで20歩歩かせる．つま先歩きは2歳半頃より可能である．踵歩きは3歳頃より可能である．両歩行とも，3歳では随伴運動がみられる．できればよい．

③ 片足立ち

片足立ちをさせる(写真54)．3歳になったばかりでは3秒以上できればよい．

少しもできないのは異常，3秒以下が境界とする．

1) N　2) B　3) A　4) U

④ 眼位と眼球運動

ペンライト法にて，瞳孔の中央に反射光がみられるか否か．ペンライトを緩徐に水平/垂直に追視させる．ライトの光は嫌がって追視しない児では，プラスチックの人形をペンライトにかぶせてテストする．

1) N　2) B　3) A　4) U

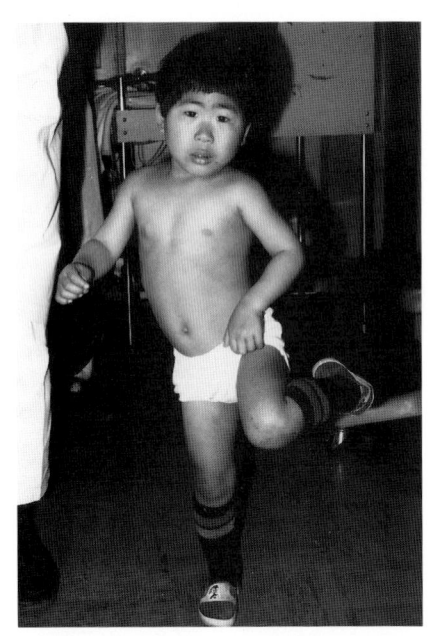

写真 54　片足立ち（3歳7カ月児）

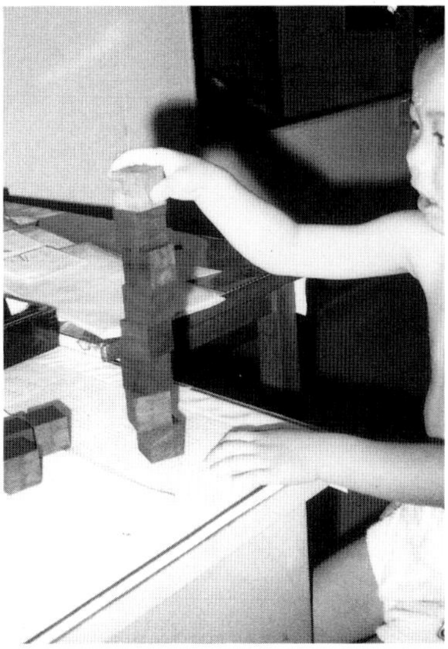

⑤ 小さい球をつまま*せる
　1）N　2）B　3）A　4）U

小豆，3～4 mm のビーズをつまませる。普通は指先でつまめる。左右をテストする。

⑥ 積木8個を積む
　1）N　2）B　3）A　4）U

積木8個を与えて積ませる（写真55）。3回やらせてその間にできれば1）Normal，時間がかかってできたら2）Border，できなければ3）Abnormal。この時手指の使い方もみる。

⑦ 鉛筆で丸を描く（写真56）
　1）N　2）B　3）A　4）U

検者が鉛筆で丸を描いてみせる。
　1）Normal：つながるように丸が描ければよい。
　　　　　　多少の楕円形はよい。
　2）Border：端がやや交差している。短径：長径＝50〜75%
　3）Abnormal：丸が描けない。
短径：長径＝50%未満

⑧ 第1，2指でパチパチをする
　1）N　2）B　3）A　4）U

第1，2指でパチパチをしてみせて真似させる。
　1）Normal：指はスムーズに合う
　2）Border：指は合うがスムーズでない
　3）Abnormal：指は合わない

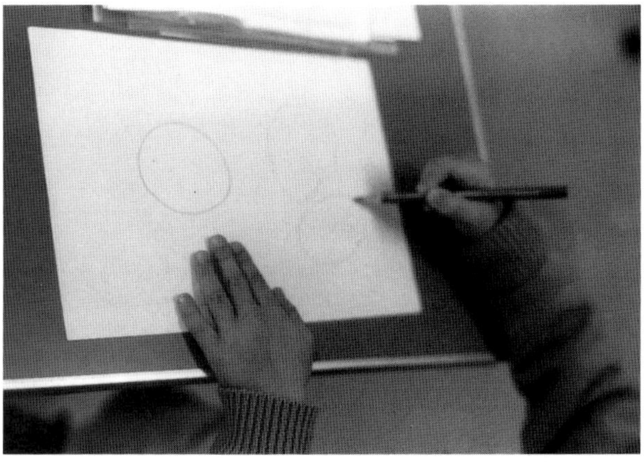

写真 55　積木を積む（3歳児）

写真 56　丸を描く（3歳6カ月児）

⑨利き手
1）N　2）B　3）A　4）U

積木，鉛筆の操作，パチパチで判断する。

保護者にも確認（スプーン，箸）。

⑩「5，8」「6，2」「3，9」といって復唱させる

それぞれ1つずつ行う。3つのうち2つできればよい。

　1）Normal：2〜3つできる
　2）Border：2つできるが発音不明瞭
　3）Abnormal：1つ以下

⑪丸の大小がわかる
1）N　2）B　3）A　4）U

直径6cmと4cmの丸の絵カードをみせて，「大きい丸はどちら？」「小さい丸はどちら？」ときく。

　1）Normal：正常
　2）Border：境界
　3）Abnormal：異常

c．まとめ

運動発達，精神発達，行動の3方面より判定する。それぞれ正常，異常，疑いの3段階で判定する。異常，疑いの時はどんなことが特に問題であるかを記載する。

9．就学前の診かた

小学校入学前の幼児の診かたについて記載する。普通は夏休み以後であるが前年の4月以後でも構わない。就学前チェックは小学校生活が可能school readynessをみる。

a．質問項目（アンケート項目）

①幼稚園や保育園で皆と一緒についていけますか。
　（はい・いいえ・わかりません）

②自転車に乗れますか。
　（はい〈補助輪あり・なし〉・いいえ・わかりません）

③ブランコの立ちこぎができますか。
　（はい・いいえ・わかりません）

④ジャングルジムで上の方に昇りますか。
　（はい・いいえ・わかりません）

⑤スキップができますか。
　（はい・いいえ・わかりません）

⑥衣服が着られますか。

（はい・いいえ・わかりません）

⑦鋏で線の上が切れますか。

　　（はい・いいえ・わかりません）

⑧ウンチを自分で拭けますか。

　　（はい・いいえ・わかりません）

⑨幼稚園や保育園であったことを話しますか。

　　（はい・いいえ・わかりません）

⑩言葉は普通ですか。

　　（はい・いいえ・わかりません）

⑪発音がおかしいことがありますか。

　　（いいえ・はい・わかりません）

⑫顔の絵が描けますか。

　　（はい・いいえ・わかりません）

⑬三角が描けますか。

　　（はい・いいえ・わかりません）

⑭動作がぎこちないですか。

　　（いいえ・はい・わかりません）

⑮落ち着きがないですか。

　　（いいえ・はい・わかりません）

⑯特に心配なことがありますか。

　　（いいえ・はい・わかりません）

解説：保育園や幼稚園の集団生活で皆と一緒についてやっているかどうかをまずたずねる。少しおかしいと思う時には「お絵描きの時間はちゃんと絵を描いていますか？」「お遊戯をしている時には皆と一緒にお遊戯をしますか？」など具体的にたずねる。粗大運動は自転車，ブランコ，スキップなどより判定される。微細運動は衣服の着脱，鋏の使い方などでわかる。視運動機能や認知は人の絵や言葉でわかる。年長児では顔の主な部分だけでなく，胴体，手足なども描ける。言葉の問題や動作，落ち着きなどの質問は就学してから問題になるであろう軽度の障害をチェックする項目である。

b．診察項目

①行動や反応の観察

　診察中の行動や反応について次の点を観察する。顔貌，周囲への関心，母親との関係，視線が合うか，注意集中力，落ち着きがあるか，多動かなど。

②幼稚園（保育園）の名前は？

　1）N　2）B　3）A　4）U

　やや不正確＝2）Border

③先生の名前は？
1）N　2）B　3）A　4）U
やや不正確＝2）Border

④歩　行
幅 10 cm，長さ 2 m の歩行板によりテストする（写真 57）。落ちないで渡れればよい。
1）N　2）B　3）A　4）U

⑤眼位と眼球運動
1）N　2）B　3）A　4）U
ペンライト法にて，瞳孔の中央に反射光がみられるか否か。ペンライトを緩徐に水平/垂直に追視させる。

⑥側方注視保持
1）N　2）B　3）A　4）U

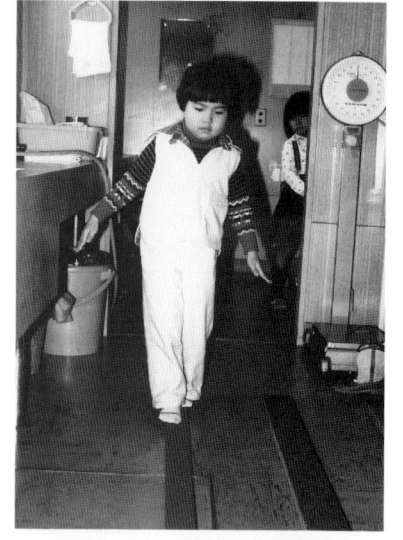

写真 57　歩行板（6 歳児）

ペンライトを 20 秒間側方注視させて（点滅させるとよく注視する），5 回以上眼を離せば 3）Abnormal，3，4 回のとき 2）Border とする。

⑦利き手，利き目，利き足
利き手は積木，鉛筆の操作，ボール投げで判断する。保護者にも確認（箸，鉛筆）。
利き目は紙（10×10 cm）の穴（直径 1 cm）から覗かせて判断する。
利き足はボールを蹴る方の足。
正常は全部同側か，利き目と利き手は一致していることが多い。

⑧手の回内・回外変換運動（写真 58）
小児を椅子に坐らせ，膝の上に片手を下にしておく。この姿勢で一側ずつ，手掌，手背と交互に連続して膝を打つ動作を行う。6 歳児ではこの動作をスムースに行うことができる。

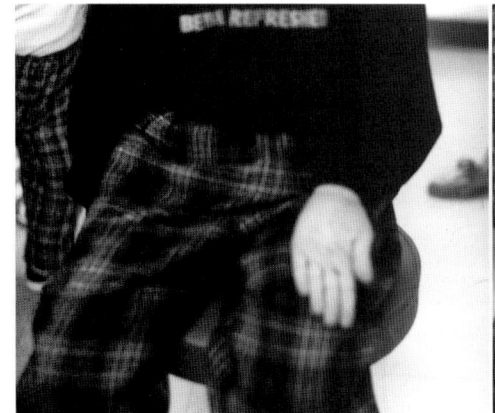

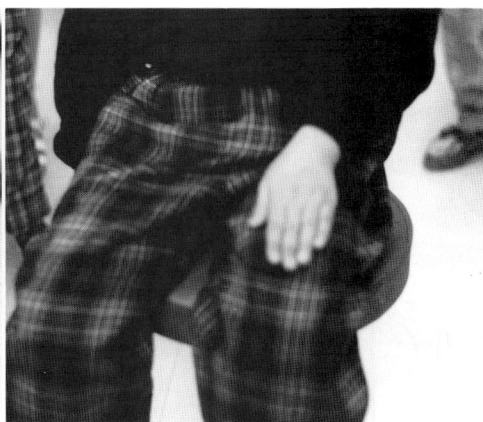

写真 58　手の回内・回外変換運動

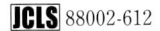

1）N：スムースに行える
　　2）B：動作がぎこちなく，反対の手に鏡像動作がみられる
　　3）A：スムースに行えないもの
　　4）U：

⑨スキップ

正常では普通にできる

　1）N　2）B　3）A　4）U

⑩直線歩行

幅4cm，長さ4mのテープの上を落ちないように歩行させる。線からずれる回数で判定。

　　1）N：4回以下
　　2）B：5回（10パーセンタイル）
　　3）A：6回以下

厳密に継ぎ足歩行をさせるとこの年齢では正常でもうまく行えない小児が多い。

⑪左右の識別

右手どっちと言って手を上げさせる。これができない時は，おハシはどっちの手で持つとたずねる。

　1）N　2）B　3）A　4）U

　　1）N：右手がわかる
　　2）B：おハシはわかる
　　3）A：わからない

⑫模　写

真似して丸，三角，丸に四角を着けたものを描かせる（写真59）。

　1）N　2）B　3）A　4）U

　　1）N：全部描ける
　　2）B：最後のが完全に描けない
　　3）A：全部できないか，丸しか描けない

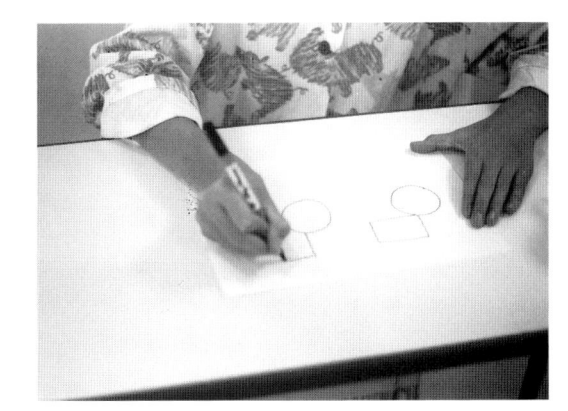

写真 59 図型のコピー

c．まとめ

3歳児同様，運動，精神，行動にわけて3段階で判定する。発達に問題がある時は，心理の専門家にWIPPSI, WISC-Rなどによる知能テストを行い，どの分野が特に問題があるかをチェックする。それに基づいて生活指導を行うようにする。

III. 発達障害児の診かた

（1）発達障害児と脳障害児

　発達とは，発育とともに学習により一定の規則に従って機能を獲得する過程をいい，精神発達や運動発達などをいう。この発達の過程が何らかの原因により障害された子ども達を発達障害児という。発達が正常に行われない子ども達の総称である。学校保健では，心身障害児は視覚障害，聴覚障害，精神薄弱，肢体不自由，病弱・身体虚弱，言語障害，情緒障害に分類されているが，病弱・身体虚弱以外は発達障害児とみてよい。実際には，発達障害の大部分は脳障害に基づくものであるので，小児の発達チェックにおいては発達障害児は脳障害よりアプローチした方が容易である。

　脳が発育途上に障害を受けその結果として何らかの臨床症状を呈する子ども達を総称して脳障害児という。すなわち，妊娠中，周産期，乳児期早期に受けた脳障害（非進行性固定性脳病変）の結果，種々の臨床症状を呈する一群の小児をいう。そして脳障害の結果みられる臨床診断名としては，脳性麻痺（CP），精神遅滞（MR），脳障害によるてんかん（Epi），脳障害による行動異常（BD）の4疾患が考えられる。CPとは非進行性の脳病変の結果みられる運動障害を主とするもの，MRは知恵が遅れ，社会適応，集団生活に支障をきたすもの，BDは落着きがない，集中力がないなどの行動異常を主とするものである。これらは単独にみられることはむしろまれで，いくつかの症状を加味していることが多い。たとえば，CPとMR，MR＋Epi，CP＋MR＋Epiなどである。この関係をさらにわかりやすくしたのが図9である。これをみると各疾患（概念）が互いに重なり合っていることがわかる。脳障害の症状をいくつか兼ね備えたのが脳障害児といえる。

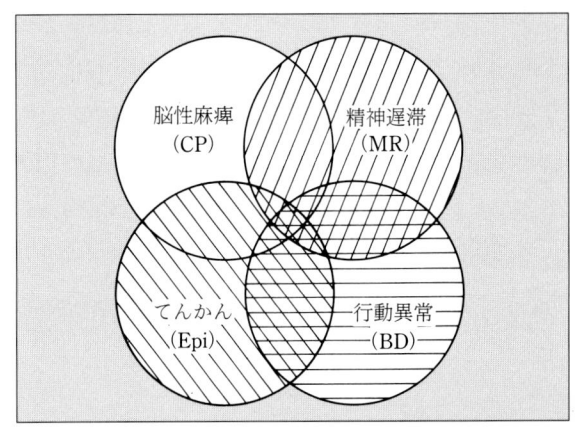

図 9　発育途上の脳障害と臨床症状

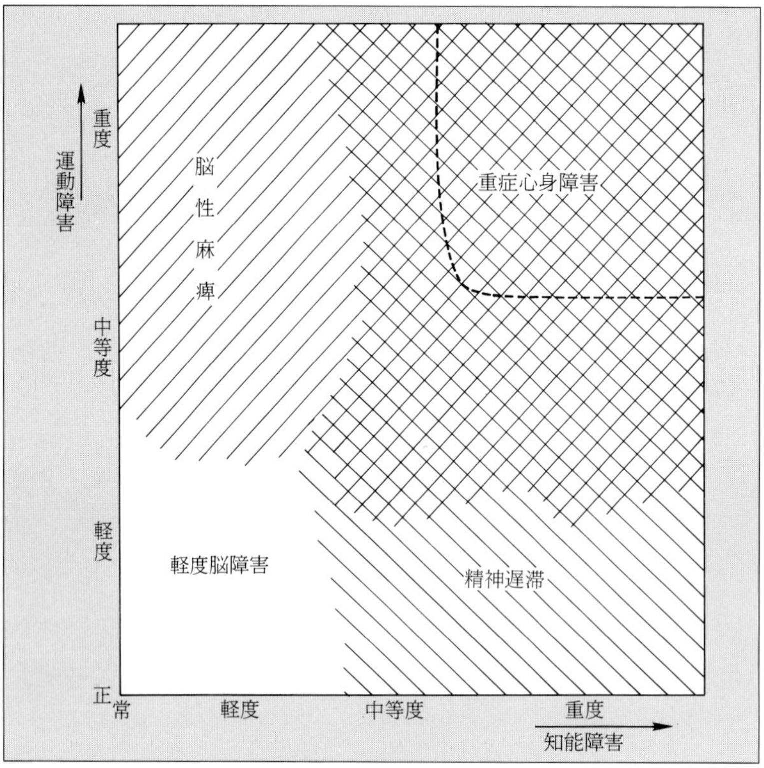

図 10 心身障害の概念

　脳障害による運動障害と知能障害，診断名の概念を明確にするために図10のように，縦軸に運動障害の程度，横軸に知能障害の程度をとり原点を正常と仮定する。図に向かって左側の部分が脳性麻痺で，軽度，中等度，重度と上に行くほど運動障害が重症となる。一方，横軸に平行した下の部分は知能障害で，右に行くほど知能障害が重症となる。運動障害と知能障害の重症の重なり合った奥の部分がいわゆる重症心身障害児と呼ばれている概念である。

　この図でもわかるように重症心身障害児は均一の病像でなく，脳性麻痺的要素の強いものや，知能障害が強いものなど種々である。また，重症心身障害児と脳性麻痺，精神遅滞の区別も明確ではなく，そのときの管理上，行政上の便宜的なもので呼ばれていることもある。

　一方，障害の軽症の部分を考えてみると，この部分が軽度脳障害児の概念と一致している。軽度脳障害児も均一ではなく，運動障害が主なもの，知能の発達が境界で集団生活や社会適応に問題があるもの，認知障害が主なもの，行動に問題があるもの，あるいはこれらが組み合わさったものなど種々である。軽度脳障害は以前の微細脳機能不全症候群の概念とよく似ているが同一ではない。最近では子どもの持つ問題点よりアプローチする傾向が大である。

（2）脳性麻痺的脳障害児の診かた

　脳性麻痺の診察法といっても診断がすでについている脳性麻痺（CP）を診察するのではなく，CP と診断される以前の小児の診察法が目的であるので，そのような小児の診断法について記載する．
　CP を正しく診断するためには，CP の定義，訴え，乳児期早期の症状などについても熟知していなければならない．

A．定　義

　妊娠中，周産期，新生児期に受けた脳の非進行性固定性病変に基づく運動障害がみられる疾患を CP という．
　文部省科学研究班の定義では脳性麻痺とは中枢性運動機能障害であり，疾患は非進行性で，かつ原因が脳の発育期にあるもの，さらにてんかん，知的障害，種々の感覚認知障害，行動あるいは情緒異常を伴ってもよいとなっている．

B．CP の症状と訴え

　先天性片麻痺のように新生児期に何ら異常がみられないものもあるが，CP の大部分は新生児期にいろいろの症状を呈していることが多い．
　CP の新生児期の症状としては痙攣，哺乳障害のための経管栄養，無呼吸またはチアノーゼ発作，低体温，頻回の嘔吐などがある．

表 4　母親の訴えによる早期徴候

共　通	4 カ月頃	8 カ月頃 〜1 年 6 カ月
養護拒否（育てにくい） 嚥下困難 多量の嘔吐 啼泣微弱 号泣や易刺激性 嗜眠性睡眠 不　穏 体　硬　直 易驚愕性 蒼　白 痙　攣	手の使用障害 四肢の運動の不均衡 四肢の搐搦 　（twitching） 瞬間的眼球振盪 表情に乏しい	発達の遅れ

（Denhoff による）

乳児期早期の母親の訴え（表4）としては，泣いてばかりいる，ミルクを飲むのが下手，着物を脱がせたり，抱いたり，オムツを替える時に身体が硬くなる，驚きやすい，刺激性が強い，立っちするのを喜び，坐らせるとそってしまうなどである。

CPの運動障害の訴えとしては首がすわらない，身体の片側を動かさない，坐らないなどの粗大運動発達の障害と，股の開きが悪い，手の使い方がおかしいなどの筋トーヌスの異常と協調運動障害がある。

その他CPの随伴症状として痙攣発作，物を追わない，変な眼つきをする（知能障害，視力障害），呼んでも振り向かない（聴力障害）などの訴えもあるが，CPを疑う訴えとしては運動障害によるものが第1である。

C．CPの診断的特徴

運動発達の遅れがみられるのはCPばかりでなく，知能障害や筋疾患などでも運動発達が遅れる。ここではどんな特徴があったらCPと診断しても差しつかえないかについて記載する。CPの診断的特徴として次の3つがあげられる。

1．姿勢の異常
（a）静止時の姿勢の異常

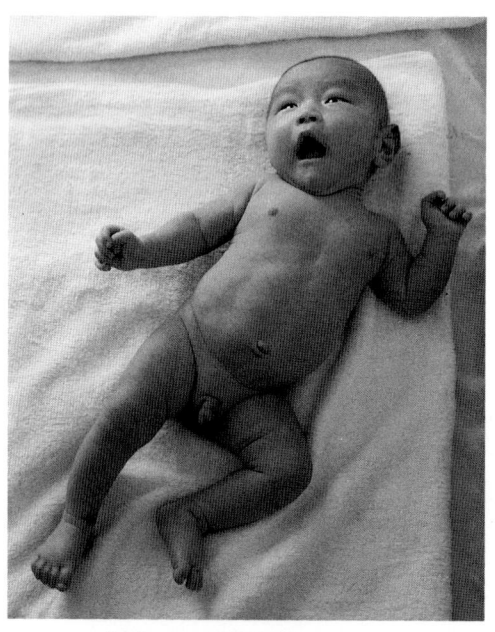

写真 60　脳性麻痺児の姿勢

CPの静止時の姿勢の異常としては非対称性緊張性頸反射の姿勢がまず第1にあげられる。顔

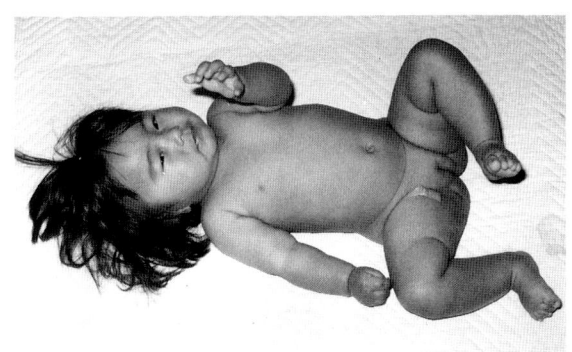

写真 61 片麻痺

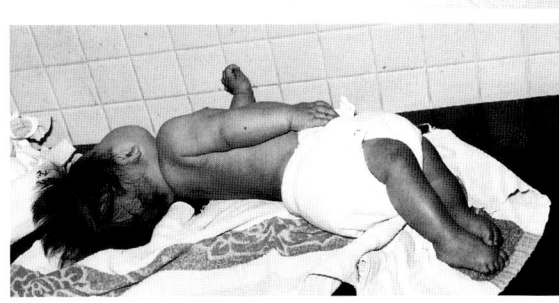

写真 62 後弓反張

の向いている方の上下肢を伸展し，後頭側の上下肢を屈曲している姿勢であるが自発運動が少なく，手を握りしめて，常にこの姿勢をとっていたら，まず CP と診断してよい（写真 60）。これはたとえ 1〜2 カ月でもそうである。

片麻痺の場合（写真 61）は障害側の手を握っていることと，自発運動が少なく，ぎこちないことで診断される。後弓反張の姿勢（写真 62）は頭を後屈し，そりかえっている姿勢である。

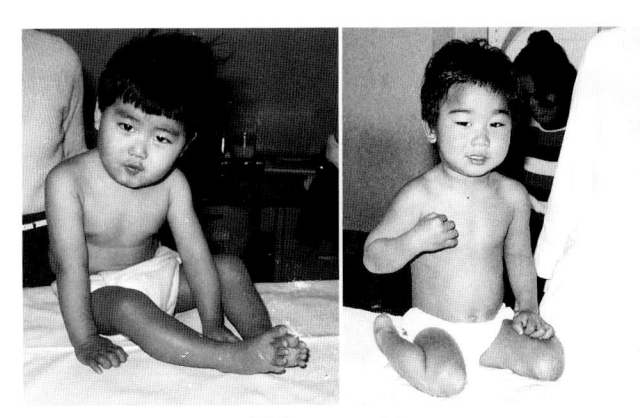

写真 63 お坐り

CP のお坐りの姿勢も特徴があるが，お坐りする頃の CP は大部分診断がすでにつけられているので，お坐りの姿勢（写真 63）を診て CP と診断されることはまずない。

（b）動作時の姿勢の異常

中等ないし重症の CP では静止時の姿勢が異常のことが多いが，軽症では何かしようとした時，

あるいは特別な姿勢をとった時に異常が出現することが多い。動作時の異常（写真64）としては自発運動の時にみられる異常と，姿勢反射など受動的に誘発される異常に分けられる。何かしようとすると口を開いてしまう，つかもうとするとアテトーゼ様運動がみられる，緊張すると身体が硬直するなどである。これをテストするのは物をつかませるのが一番よい。ただCPの場合あまり小さいものだと非常につかみにくいので，3 cm³の積木，小さい球，などがよい。

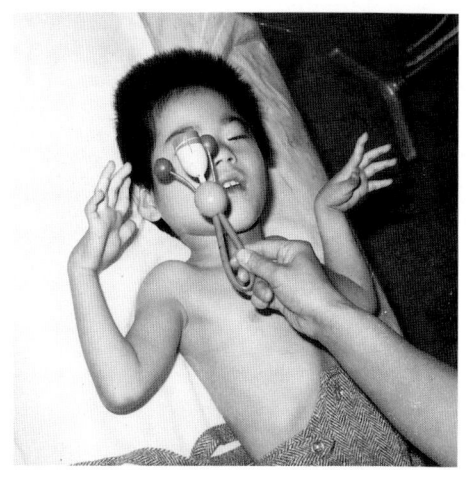

写真 64 動作時の姿勢の異常

精神遅滞では程度に応じて物を見せてもつかもうとしないが，つかむ場合は発達程度に応じた，手全体でつかむか，鋏み持ちか，指先持ちで，アテトーゼ様運動がみられたり，指が伸展してしまうようなことはない。

誘発による姿勢の異常としてはいろいろの方法がある。一番知られているのはボイタ反応などの7つの姿勢反射である。急に抱きあげると手を硬く握って上肢が伸展，回内したり（写真66），下肢が尖足伸展交差したりすること（写真65, 66）はよく知られている。

2．反射の異常

CPの病態の1つとして当然その月齢では消失しているはずの原始反射，乳児期早期にみられる反射が残存し，運動発達を障害していることがあげられる。

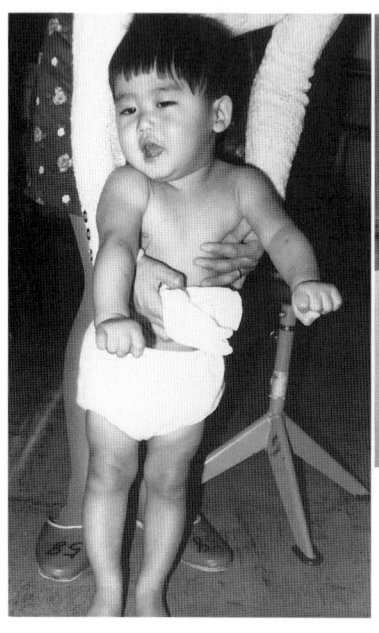

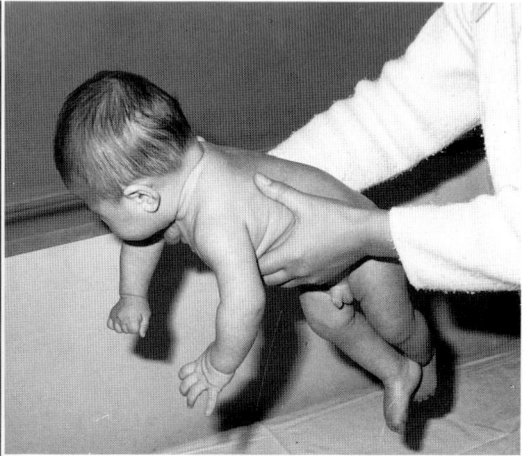

写真 65　対称性緊張性頸反射および下肢伸展交差

写真 66　上肢の回内伸展

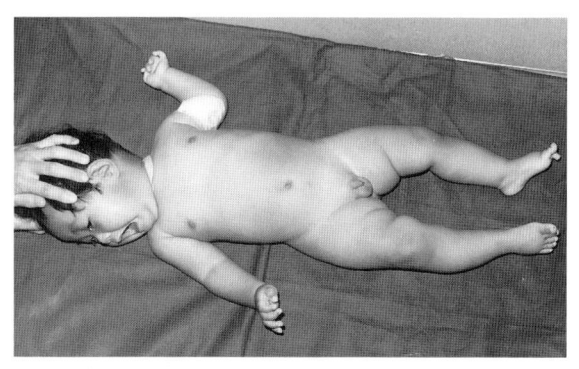

写真 67 反射の異常（非対称性緊張性頸反射）

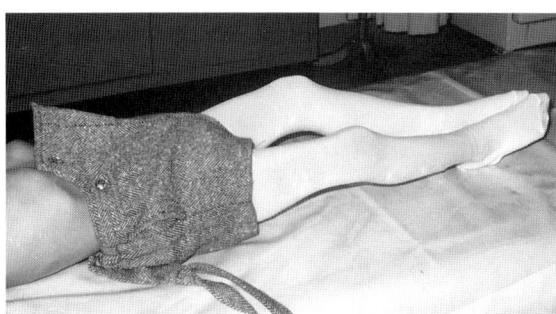

写真 68 腱反射，筋緊張の異常

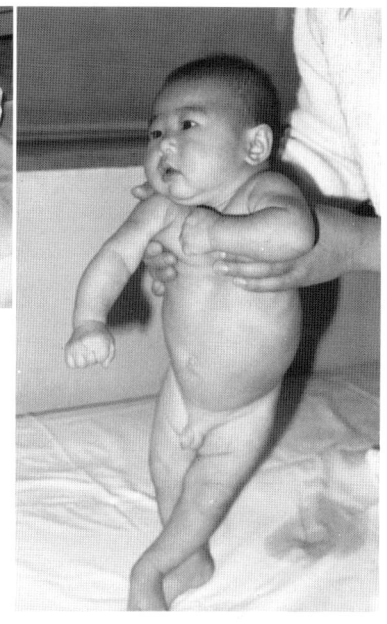

写真 69 尖足位

　CP でもっともよくみられる反射としては tonic neck reflex（写真 67），tonic labyrinthine reflex, extensor thrust, withdrawal reflex などである。

　対称性緊張性頸反射（写真 65）は腹臥位で水平抱きし，乳児の頭を受動的に前屈，あるいは背屈させると上肢が前屈あるいは伸展する。反射の異常は当然その月齢には消失すべき反射が残存しているのと同時に，その月齢では当然みられるはずの反射が出現しないことも該当する。

3．筋トーヌスの異常

　CP にみられる筋トーヌスの異常としては筋トーヌスの低下，痙直，強剛があげられる（写真 68）。筋トーヌスの低下は atonic diplegia, ataxic CP にみられる。

　atonic diplegia では筋トーヌス低下にもかかわらず腱反射は亢進していることが多い。水頭症に diplegia が伴う ataxic diplegia でも腱反射は亢進していることが多い。

　本当の ataxic CP は知能障害の率も高く，最初は CP というより重症精神遅滞の印象を受け

る。反射は亢進していないことが多い。痙直型では伸展反射 stretch reflex が特徴的である。

腋下を支えて小児を抱きあげ下肢を床に何回もつかせると，下肢は伸展し尖足位となる（写真69）。また下肢を急に伸展，または開くと，急に抵抗が生じ筋肉が硬くなる。

強剛とは蠟様の，しかも共働筋と拮抗筋に同程度に分布している筋トーヌスの亢進と定義されている。ある筋をゆっくりと受動的に伸展すると蠟のような，あるいは歯車様の抵抗を感じる。実際の CP では両要素が混入していることがあるので，ここに述べたようには必ずしもいかない。ただ筋トーヌスの異常がいずれにしろ存在することは確かである。

4．診察所見よりみた痙直型とアテトーゼ型の区別

痙直型とアテトーゼ型は理論的には鑑別は容易であるが，実際には乳児期前半ではこの鑑別がなかなか困難のことが多い。訴えとしては頸のすわりの遅いのがアテトーゼ型に多く，痙直型ではわりと早く頸はすわる。

伸展反射が存在すれば痙直型であるが，dystonic stage に vertical suspension をして，手を握り上肢を伸展，回内したからといって痙直型とはいえない。仰臥位で身体が後屈し，そるようだったり，口が開いたりするようならアテトーゼの要素も無視できない。

traction response で下肢が屈曲している時期に伸展するのは異常であるが，この場合拇趾が背屈していればアテトーゼ型，下肢が伸展していればどちらかといえば痙直型のことが多い。また引き起こす時の体幹の動揺もアテトーゼ型に多い。これは大体の区別で経過をみて初めて診断がつけられる症例もある。

5．障害部位別診断（図11）

CP には痙直型，アテトーゼ型などの病型分類とは別に障害部位による分類がある。

1）単麻痺　monoplegia
一肢のみの障害をいうが，純粋な単麻痺は非常にまれである。

2）対麻痺　paraplegia
両下肢のみの麻痺をいうが CP では非常にまれで，両麻痺の軽症が対麻痺と混同されていることが多い。純粋な paraplegia は脊髄障害においてみられる。

3）片麻痺　hemiplegia
身体の一側の麻痺であるが，通常麻痺は下肢より上肢に強くみられる。

4）両麻痺　diplegia
四肢に麻痺が存在するが，上肢より下肢に障害が強度の場合をいう。

5）四肢麻痺　tetraplegia or quadriplegia
四肢ともに同程度に麻痺が存在する場合をいう。

6）三肢麻痺　triplegia
paraplegia プラス hemiplegia で spastic のものが普通である。四肢麻痺の不全型もあるとさ

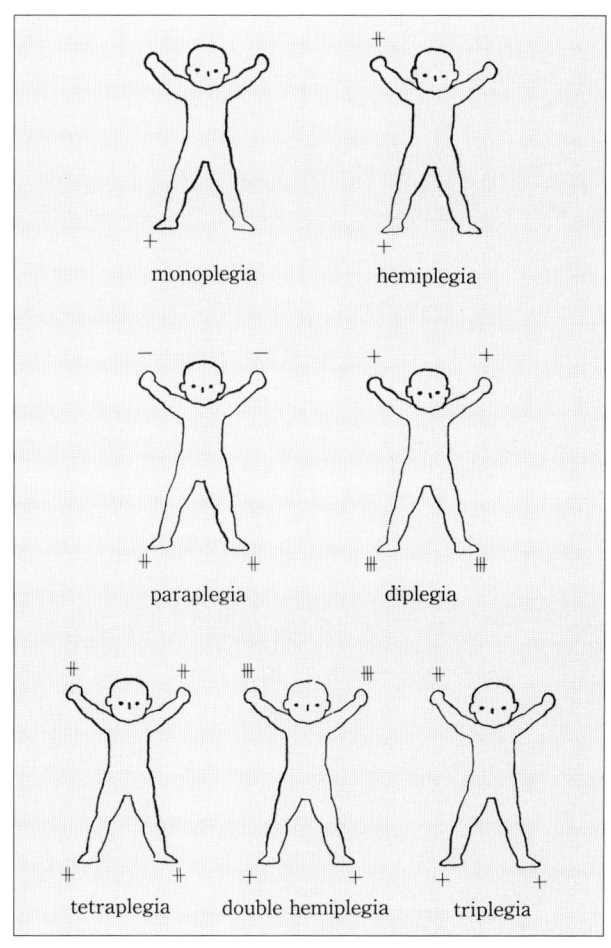

図 11　CP と障害部位別診断

れているが，両下肢と一側上肢の型になる。前者では両上肢の長さに差があり，後者ではそれがみられない。

7）重複片麻痺　double hemiplegia

四肢ともに麻痺が存在するが下肢より上肢により障害が強くみられる場合をいう。diplegia が痙直型にみられるのに対し，double hemiplegia はアテトーゼ型にみられることが多い。

（3）知的障害児（精神遅滞児）の診かた

精神遅滞は mental retardation の邦訳であるが，知能障害，知的障害，知恵おくれと同義である。

精神遅滞児の一番の特徴は知恵が遅れていることであるが，これは幼稚園や学童期になってからのことで，乳幼児期では一般に知能障害の重症度に比例して運動発達も遅れる。それゆえ，精神遅滞は知恵のみが障害されて運動発達は正常で，CP が運動発達の遅れと考えていると，乳幼児

期では大多数の精神遅滞が CP となってしまう。

乳幼児期では全体の発達が遅れているのが精神遅滞とむしろ言えるくらいである。

1．周囲に対する関心が鈍い，または反応が鈍い

知能障害の乳児はあやしても笑わないし，人形，ガラガラや光を見せても少し見るだけですぐ眼をそらしてしまう。固視ばかりでなく追視も悪い。

母親の訴えとしては「あやしても笑わない」，「物を見ない」，「呼んでも振り向かない」などであるが，滅多に「知恵が遅れている」という訴えはみられない。

a）固視および追視テスト

ペンライト，人形，赤色点滅電球，ガラガラ，そのほか乳児が興味を引くようなものならなんでもかまわない。

物を見るのは生後1カ月以後，物を追うのは2カ月以後からである。

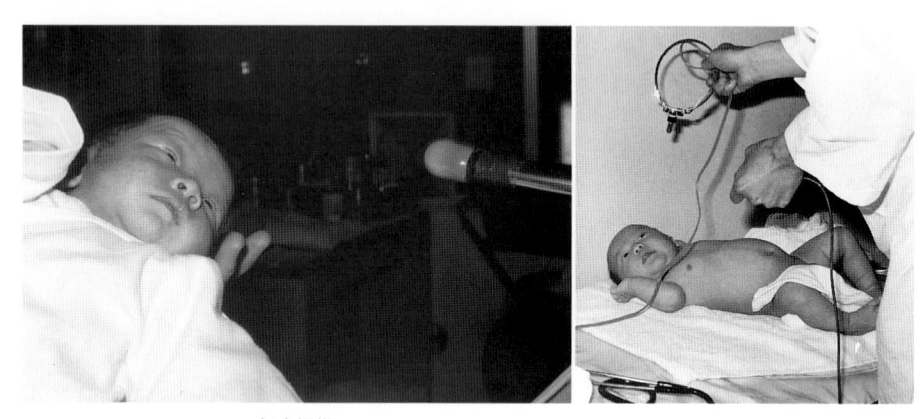

新生児期　　　　　　　　　　　　6カ月児

写真 70 固視と追視

方法はペンライトを見せる。距離は新生児期は 20 cm，2カ月くらいで 20〜30 cm，6カ月前後で約 50 cm，1歳6カ月で 1 m くらいが適当である。このように光の距離は月齢により異なるので，乳児の発達レベルを考慮してテストを行う。

まず実際に光を見た（凝視あるいは固視）かどうかを，ペンライトの光が瞳孔に映ったか映らないかで確認する。しばらくそのままにし，持続時間，集中力，注意力などをチェックする。

次にゆっくりとペンライトを左右に移動させ追視をテストする。左右へ十分に追視されることを確かめた上で上下に光を移動させる。1〜2カ月では光を見せると少し追うだけだが，3カ月となると180度近く追視する。4〜5カ月では上下もはっきりと追視する。

もし左右で瞳孔に映っている光の位置が異なっている場合には斜視が疑われる。

b）音に対する反応

仰臥位やお坐りの状態，あるいは母親に抱かせるか，膝の上に坐らせた状態で，耳の後ろや顔の後ろから鈴，ガラガラなどを聞かせて，どう反応するかをチェックする。

母親の呼び声に対して1〜2カ月頃から振り向くが，はっきりと声に対して反応を示すのは3〜4カ月頃とみてよい。したがって3カ月過ぎても，母親の呼び声や，ガラガラなどの音を聞かせても，まったく反応を示さないのは異常である。音，呼び声に対する反応には個人差があり，これのみにて難聴と判定することはできない。

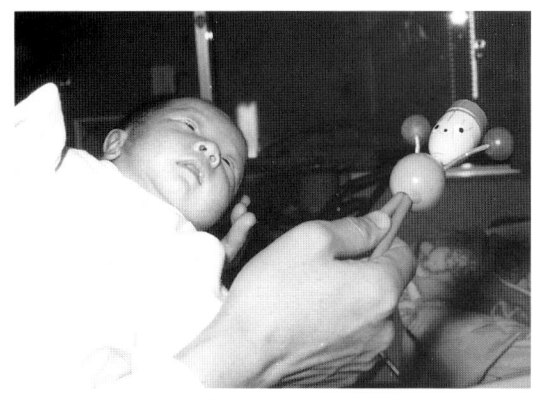

写真 71 音の反応

6カ月児は音に対して非常に良く反応を示すので，もしスクリーニングの意味で聴力をテストするならば6カ月頃が適当である。

2．手を伸ばして物をつかむ

知能障害が高度だと物を見せても凝視しない。だんだんと軽症になるにつれ，固視し，追視するようになる。

追視の次の発達が「手にもたせた物をしばらくつかむ」で，その次が手にふれた物をつかみ，さらに発達すると自分の意志で手を伸ばして近くの物をつかむようになる。このことは抱っこしている親の顔をいじる動作で確認できる。

このようにつかむ動作は，物を見せるテストの次の発達段階のテストで，追視もしない乳児は決して手を伸ばして物はつかまない。物を見るのが最初の知能の発達で，次が物をつかむ動作である。これをチェックするテストとしては以下の方法がある。

a）ガラガラを握らせる

これは知能が相当に遅れていることが疑われる時に行う。ガラガラを握らせてどうするかをみる。すぐに放してしまえば2カ月以下，少しの間握って遊んでいれば3カ月のレベルといえる。口へ持っていくのは3カ月のレベルで，振ったり，見たりして遊んでいるのは4カ月の発達レベルである。

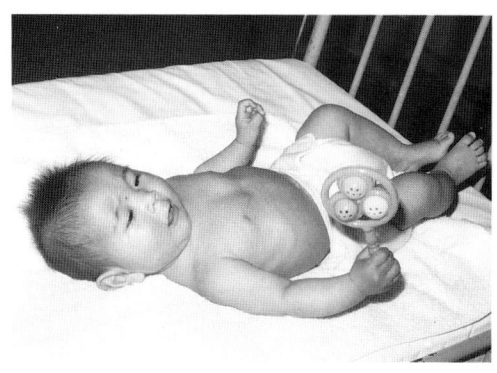

写真72　ガラガラを握らせる

b）積木をつかませる

3 cm³ の色のついた積木をつかませる。手に持たせれば持つのが4カ月レベル，近くにおくと取るのが5カ月レベル，手を伸ばしてつかむのが6カ月レベルである。一方の手から他方の手に積木を持ちかえるのが6カ月，両手で積木が遊べるのが9カ月レベルである。つかむことと同時に，つかみ方も観察する。3 cm〜1インチの立方体の積木のつかみ方は4〜5カ月では手全体でつかみ，6〜7カ月では拇指側の指でつかみ，8〜9カ月以降では拇指と他の指を対向させてつかむ。最初（9〜10カ月）は指の腹側で鋏み持ちをするが，12カ月では指先で持つ（pincer grasp）となる。

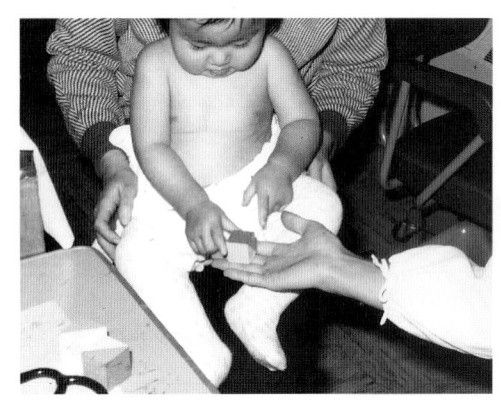

写真73　10カ月レベル　　　写真74　15カ月レベル

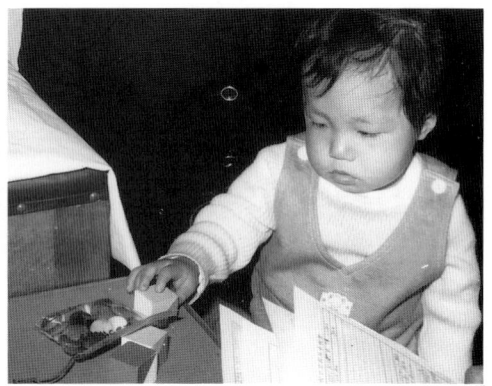

さらに発達レベルの良い時は，小さいものをつかませたり，積木を積ませる。12カ月では積木を横に並べられるが，積めない。できても1個積める程度である。1歳半になると3個くらい積める。

c）顔に布を掛けて取らせる

精神遅滞でわりと簡単にできるテストに顔に布を掛けるテストがある。正常では5カ月ではもがいて偶然両手でさっと取り，6カ月以上になると片手でさっと取り除く。知恵が遅れていると顔に布を掛けても我れ関せずとまったく反応がみられなかったり，手を持っていくが，取らなかったり，あるいはなかなか取ろうとしない。

このテストは物を見せてもつかもうとしない時に，それが本当かどうか確かめるために行う。布を取ろうとしない時は，布の上から手を顔におしつけて顔をかきまわし，それでも手を布に持っていかないかをみる。

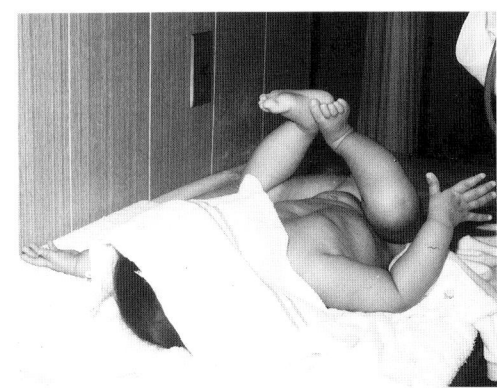

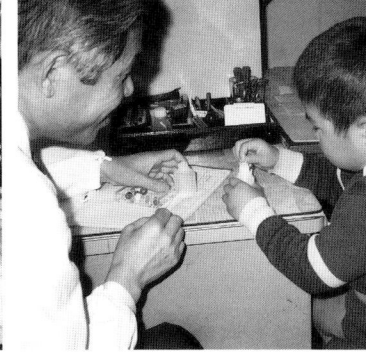

写真 75　顔に布を掛けるテスト　　　　　写真 76　つかみ方の発達

つかみ方の発達はつかむ物をどんどん小さくしていくと難しくなるので，小豆などの小さいものは3歳頃，指さきでつまめる。3歳を過ぎるとビーズなどの小さいものもつまめるようになる。

3．運動発達が遅れている

精神遅滞児は，知能障害の程度に比例して，乳幼児期では運動発達も遅れている。CPも運動発達が遅れるが，CPでは前章で述べたような，姿勢の異常，反射の異常，筋トーヌスの異常がみられるが，精神遅滞ではCPでみられるような異常はみられない。ただ筋トーヌスに関しては低下していることが多い。

たとえば精神遅滞では，物を見せてもつかもうとしないが，発達してつかむようになれば，つかみ方は正常で，つかむ時にアテトーゼ様の運動がみられるということはない。

また歩行が遅れても，歩行してしまえば歩き方は正常の発達段階で進歩していく，決して尖足になったり，アテトーゼ様になったりすることはない。

手をそらしたり変な動作をすることがあってもいつもではない。

4．反射の成熟の遅れ

精神遅滞では運動発達の遅れに比例して反射の成熟レベルも遅れている。たとえば3歳でお坐りして遊んでいるが，自分からはつかまって立とうとせず，つかまらせると立っている8カ月弱の発達レベルの精神遅滞児では，横のパラシュート反応はみられるが，立たせてhopping reactionをやっても反応はみられず，パラシュート反応をやっても，手の開きが悪い。

5．社会性発達の遅れ

以下のことが見られたときに疑う。

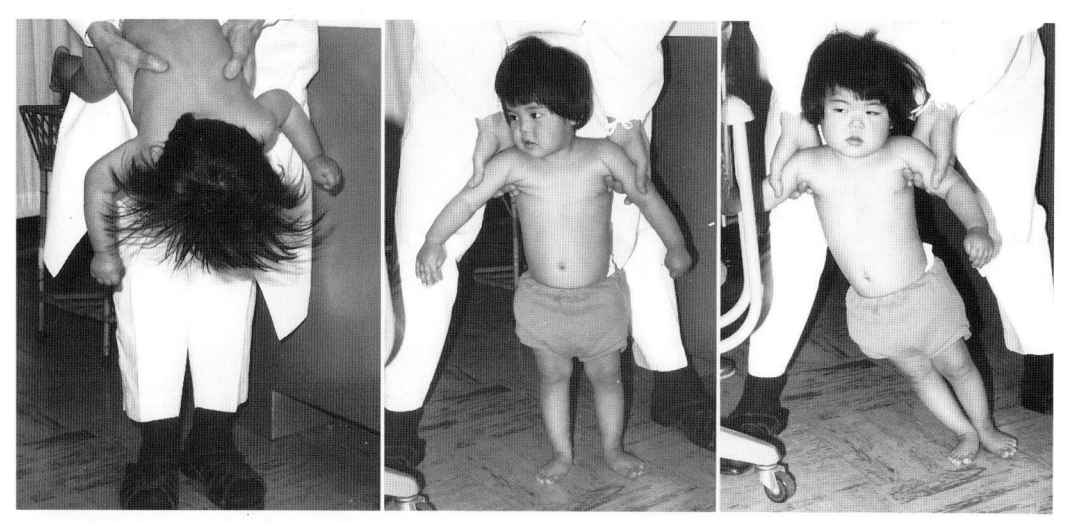

パラシュート反応　　　　　　　　　　　　　　　　　　跳びはね反射
写真 77　精神遅滞（3歳）発達レベル8カ月

＊5〜6カ月以降になっても母親がわからない。母親をみても特に喜んだり，身体を乗り出したり，抱かれると胸に顔を埋めて喜んだりしない。ひと見知りをしない。
＊8カ月以降になっても落とした物を探さない。
＊8〜9カ月以降になっても後追い行動がみられない。
＊9カ月以降になってもおテテパチパチ，トントンなどの物まね動作をしない。
＊9カ月頃になっても人が食べているのを見ると声をだして欲しがる。

6．幼児期

年齢に応じて次ぎの症状がみられる時に疑われる。
＊ことばの遅れ：1歳6カ月になっても意味のある単語を話さない。
　　ことばだけが遅れ理解力が十分なときは生理的範囲のことばの遅れを疑う。2歳で二語文，3歳で三語文を話さない。4歳になって外であったことを話さない。
＊理解力が悪い：いけません，お頂戴，ごみポイなどの簡単な命令が判らない。
＊バイバイなどの物まね動作，後追い動作が見られない。
＊指さしをしない。
＊スプーンを真似して使おうとしない。
＊自動車やお人形をそれらしく遊ばない。
＊絵本で知っている物を指さない。
＊2歳になってもオハナ，オテテ，アンヨ，オクチなどの身体の主な部分の名称が判らない。
＊2歳になってもスプーンで食べられない。
＊2〜3歳になって見立て遊び，ゴッコ遊びをしない。

表 5 小児の微細な神経学的徴候（Schain, 1972 を一部補足）

微妙な協調運動を要することが下手（たとえば編上げ靴の紐を結ぶ，ボタンをはめる）
舞踏病様不随意運動（choreiform movement）
軽い嚥下困難
連合運動（例：mirror movement）
軽い腱反射亢進，反射の左右差
指失認
dysdiadochokinesis
眼球失行症，注視眼振
振戦
皮膚上に書かれる形の認識能（graphesthesia）の障害
ぐるぐる回旋する運動（whirling）
2 点同時触覚刺激の識別能の低下
瞳孔左右不等大
利き手の未分化，左右認識障害
片眼のウインクができない
ぎこちない歩き方
前に伸ばした手の逃避反応
微細運動・視運動機能・認知の発達や概念形成の発達

＊ 3 歳過ぎになっても昼間のおむつが取れない。
＊ 3 歳過ぎになっても友達と遊べない。

　以上，生活習慣，適応，理解，社会性，言語発達が遅れているときに疑われる。重症度に比例して発達全体が遅れているのが知的障害である。

（4）微細神経学的徴候soft neurological signの診かた（表5）

　LD, ADHDの小児に古典的神経学的診察を行ってもほとんど所見が得られない。LD, ADHDの小児に対しては脳の成熟，発達過程を基準にして開発された小児神経学，あるいは発達神経学的診察を行うと，中枢神経系の微細な異常，あるいは発達遅滞や成熟の偏りの存在が疑われる種々の異常所見が得られる。そしてこの微細な神経学的徴候をsoft neurological signという。

　soft neurological signは脳の成熟のわずかなずれ，あるいは遅れに基づくものであるからその判定には常に年齢の考慮が必要である（図12）。

1．歩　行
　20 歩，歩かせて戻らせる。普通に歩ければ良い。

a）直線歩行 walking alone a straight line（写真 78）
　直線上を 20 歩，歩かせ，戻らせる。何回外れてしまうかをみる。5～7歳では行って帰るうちに3回は外れる。直線上を3歩以上続けて歩けない。何回もずれてしまうのは異常である。随伴運動の有無も同時にチェックする。

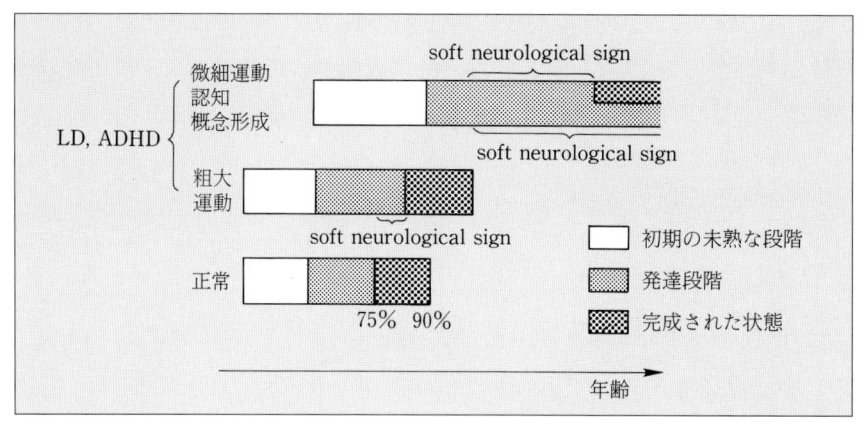

図 12　発達と soft neurological sign

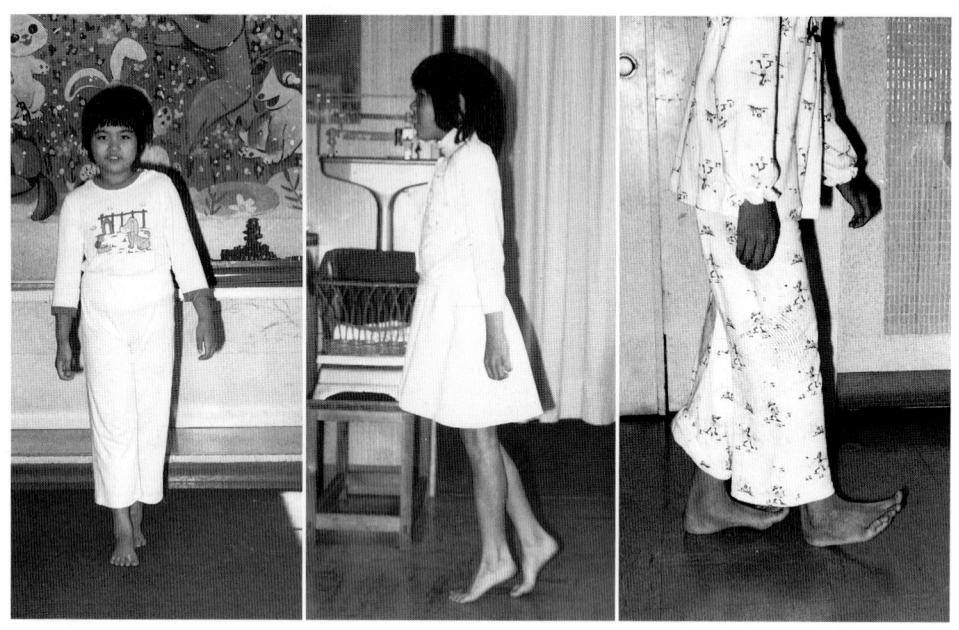

写真 78　直線歩行　　写真 79　つま先歩行　　写真 80　踵歩行

b）つま先歩行 walking on tiptoe（写真 79）

つま先歩きで 20 歩行って戻らせる。踵がちゃんと上がるか，随伴運動の有無と程度をみる。随伴運動は年齢とともに減少し，7～8 歳頃には消失する。したがって 8 歳頃までは歩行時に多少の随伴運動がみられても異常とはいえない。つま先歩きは 3 歳過ぎより可能である。

c）踵歩行 walking on heels（写真 80）

踵歩きで 20 歩行って戻らせる。この時つま先が完全に上がっているか，歩く時の姿勢，随伴運動などについてみる。踵歩行は 3 歳過ぎより可能となるが，つま先歩きより随伴運動は長く存在し 9～10 歳頃までみられる。随伴運動は年齢とともに減少する。したがって小学校低学年まではいろいろな動作が随伴しても極端でない限り異常とはいえない。

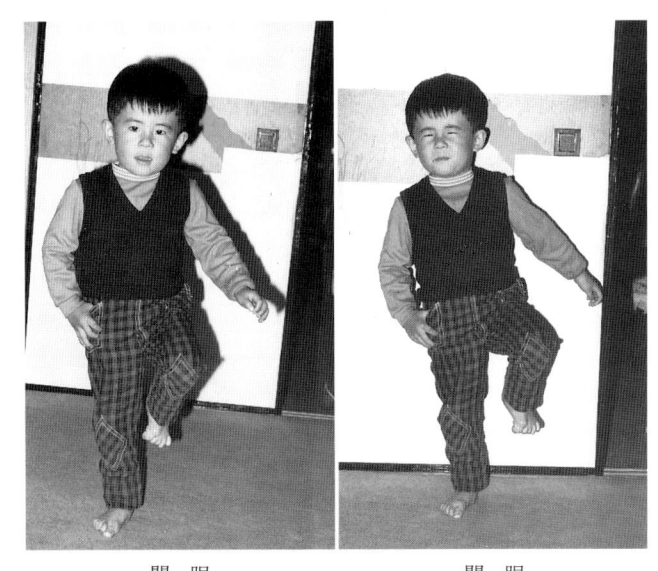

開眼　　　　　　閉眼
写真 81　片足立ち

d）片足立ち standing on one leg（写真 81）

開眼で好きな方の足で片足立ちさせる。「片足立ちしてごらん」と口で言うだけでなく検者が実際にやってみせて真似をさせた方が良い。何秒片足立ちができるかをみる。次に反対側の足で片足立ちをさせる。

e）片足跳び hopping（写真 82）

片足跳びは片足立ちより成熟した動作である。したがって片足立ちより難しい。「片足で跳んでごらん」,「片足ケンケンしてごらん」などと言いながら検者が実際にやってみせる。就学前, 学童では床のタイルのますの中でケンケンするように指示する。

幼稚園児では利き足の方が他に比べてうまくできる。この場合も片足立ちと同様, hopping する利き足がボールを蹴ったりする時と同じでなくても, 他に異常所見がなければあまり問題ではない。幼稚園児で片足跳びが不可能なもの, または１回の間隔が長く, 明らかにぎこちないものは異常である。

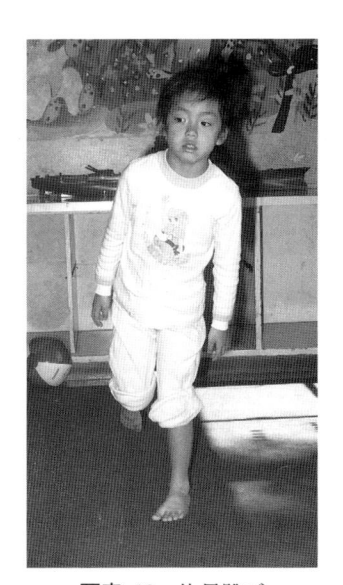

写真 82　片足跳び

f）スキップ

スキップを 10 回ずつ行って戻らせる。幼稚園の年中組ではうまくできないものが正常でも存在する。年長以上では可能である。

g）小さい物をつままませる

大豆, 小豆, ビーズなど小さい物を指先でつままませる。

2. 手の回内・回外変換運動

a) 小児を椅子に坐らせ，肘を曲げて手掌を上にして前に出させ，手掌の上で他方の手を手掌，背面と交互に早く打つ動作をさせる。左右の手で行う。この動作は6歳頃よりスムーズに行うことができる（写真83）。

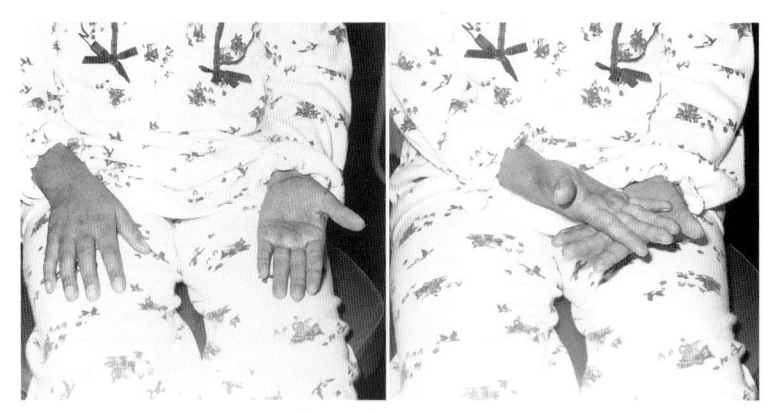

写真83　手の変換運動

b) 小児を椅子に坐らせ，一方の膝の上に同側の手を手掌を下にしておき，手掌，手背と交互に膝を早く打たせる。6〜7歳頃より可能である。5〜6歳では反対側に鏡像運動がみられる（写真84）。

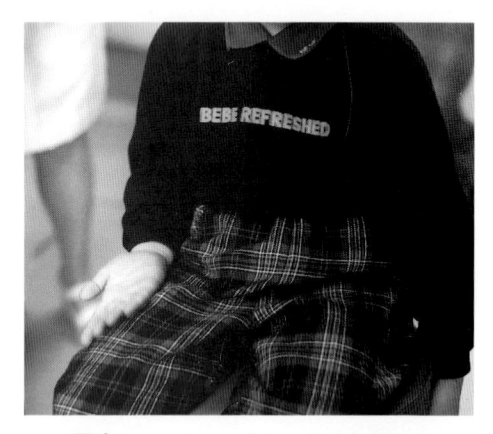

写真84　手の回内・回外変換運動

c) 肘を体幹に着け，前腕の回内・回外運動を早く行わせる。6歳頃までは反対側に鏡像運動がみられる。6〜7歳頃より可能である。これらの運動がスムーズにできない時は，微細運動と変換運動の障害が考えられる（写真85）。

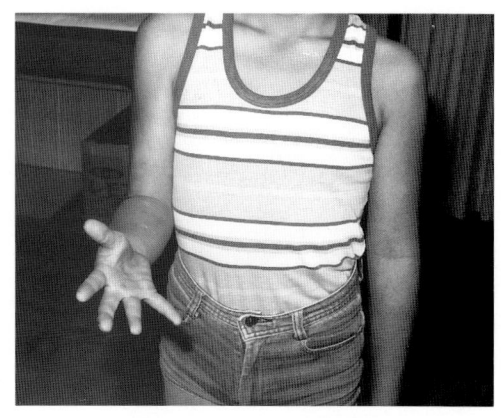

写真85　前腕の変換運動

3. 動作保持テスト motor impersistence test

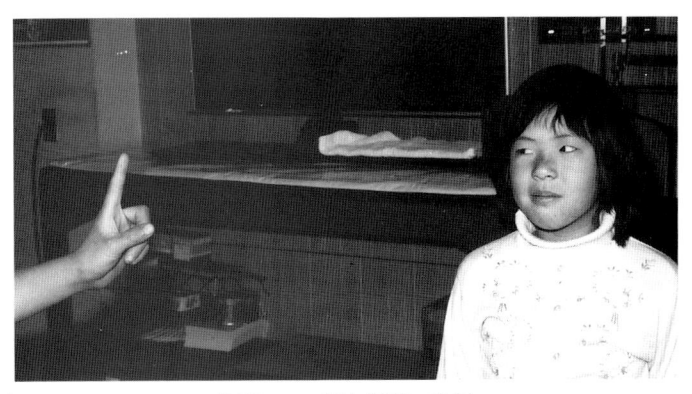

写真 86 側方視野の注視

側方視野の注視：頭を正中位に固定し，その45度側方の検者の指を注視させる。20秒ずつ左右にて行う。注視すべき検者の指から目を離した回数の合計を得点する（写真86）。

4. 起立上肢伸展テスト

顔を正中位にし足を揃えて起立させる。次に手を前方に伸展させ，20秒間閉眼でいる（写真87）。

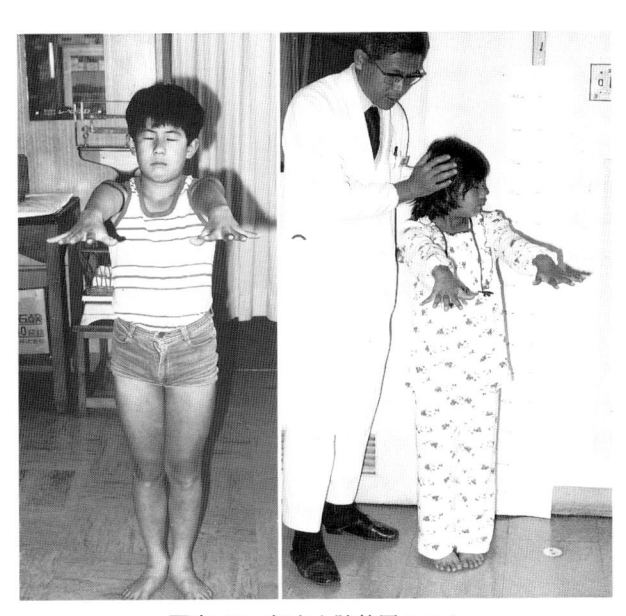

写真 87 起立上肢伸展テスト

最初は手掌を下に，次に上に向けて行う。上肢の上下左右への偏位，前腕の回内，回外，指，手首の状態をみる。

6歳以下の小児では手を下に向けた時に上肢が上方へ，上に向けた時に正常でも下方に偏位する。小学校低学年ではこの動作はほとんど可能である。

5. 不随意運動をみる簡単な診察法

Prechtl の法(写真88)：両足を揃えて直立させ，両腕を前方へ伸展し指をできるだけ広げさせ，その姿勢で20秒続けさせる。6歳以上の小児には眼を硬く閉じ口を開いて舌を出させる。6歳未満ならば開眼のまま行う。いずれにしろ手の指をできるだけ広く開かせるのがコツである。この状態で体幹，四肢，顔面，上肢に現れる種々の不随意運動を観察する。もっともよくみられる不随意運動は舞踏病様運動 choreiform movement である。

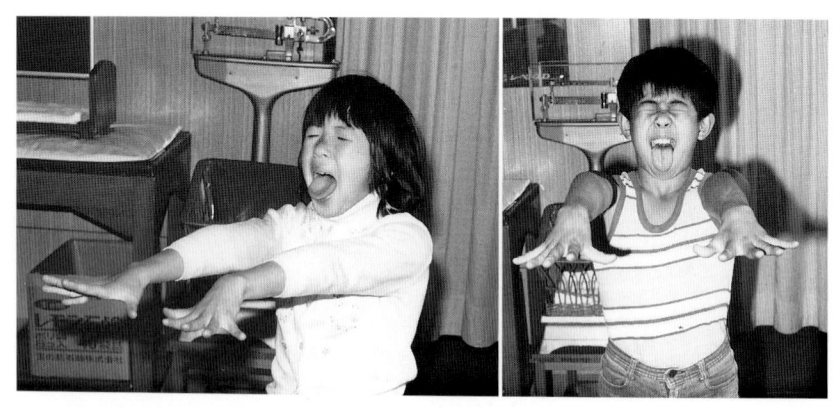

写真 88 Prechtl の法

またこの徴候は5～6歳の時には陽性であればその後も存在して消失することはないという。男子は女子の2～3倍の高頻度にみられるという。

6. 連合運動をみる簡単な診察法

開口-手指伸展現象 mouth-opening finger spreading phenomenon (写真89, 90)

小児に両腕を前方に出させ，検者の腕に力を抜いて乗せ，手指，腕関節を弛緩させる。この状態で眼を閉じ口を大きく開け舌を挺出させる。そうすると手指を伸展開扇する。

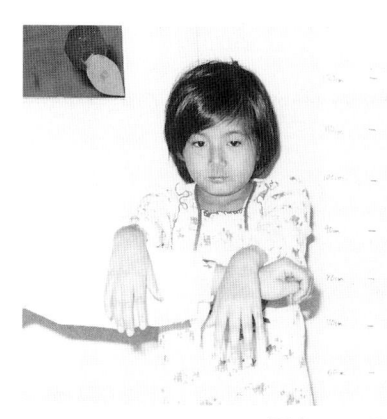

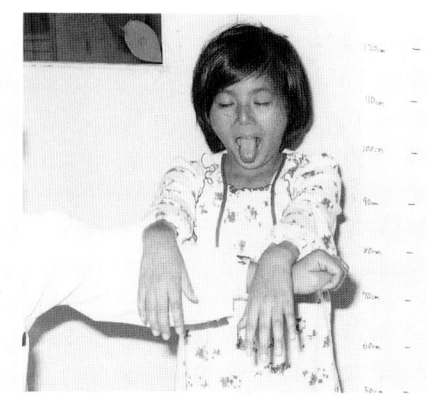

写真 89 開口-手指伸展テスト

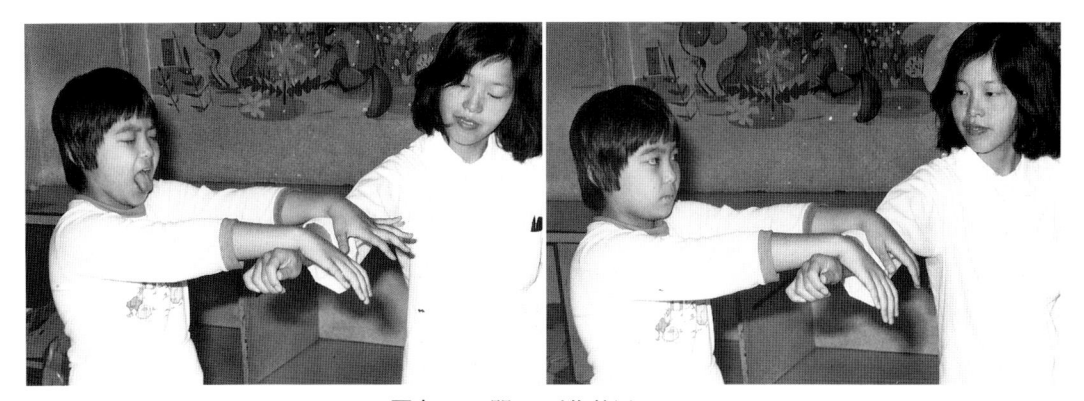

写真 90 開口-手指伸展テスト

本現象は3〜4歳児には普通にみられ成長とともに減少する。7〜8歳児になると大部分は消失し，増強法（閉眼し舌を挺出）を併用した時のみ，わずかに反応がみられる。したがって8歳を過ぎてなお本現象がみられる場合は，神経機能の成熟の遅れの一徴候とみなすことができる。

7．図形のコピー

丸，四角，三角，菱形，丸に長方形が付着した図形を真似して描かせる。3歳では丸，4歳で四角，5歳で三角を真似して描ける。菱形と丸に長方形が付着した図形は6〜7歳より可能である。年齢相当の図形が描けない時は視運動機能の障害が疑われる（写真91）。

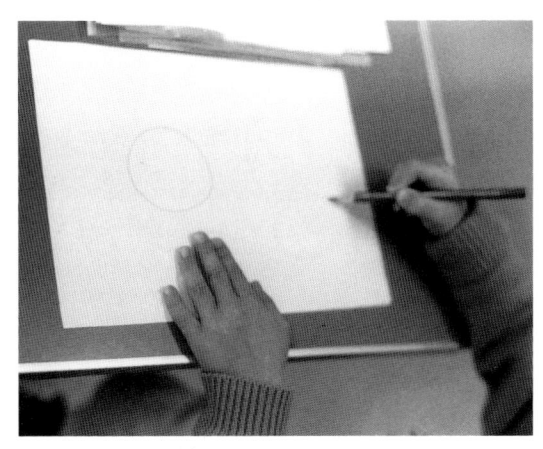

写真 91 図形のコピー
丸を描かせる

8．お母さんの顔を描かせる

年長組では，眼，鼻，口，耳，頭髪など顔の主な部分と手足は描ける。これがうまく描けないのは概念構成や認知の障害が疑われる。

9. 左右の識別

自分の左右の識別は6歳より可能である。「右手どっち」とたずねる。次に「自分の右手で，左の耳を触ってごらん」，「左手で左の眼」などのテストを行う。このテストは8～9歳頃より可能である。次に検者と向かい合って椅子に坐り「君の右の手で先生の左の耳を触ってごらん」，「君の左手で先生の左の足を触ってごらん」などたずねる。これができるのは小学校5～6年以後である。左右の識別の発達段階としては，Bentonによれば次の5つの発達段階がある。

① 身体各部の左右の識別
② 左手で左耳を触るような，身体各部同側2カ所の識別
③ 左手で右耳を触るような，身体各部2カ所の左右の識別
④ 対向者の左右の識別（たとえば先生の左手はどっち）
⑤ 身体各部の左右と，対向者左右の同時識別(たとえば君の左手で先生の左耳を触ってごらん)

これらの発達段階の年齢的発達をみると，左右の区別は4歳頃よりつき始め，6歳になると身体各部の左右はだいたいわかってくる。しかし，左手で左耳をとか，左手で右耳をなどはわからない。たとえば完全に左右が識別できる6歳児の身体2カ所の左右識別テストでは，テストの84％ができたに過ぎなかった。過ちの60％は左右別を左右同側としたり，40％は左手で右耳といったのに，右手で左耳を触るような左右を逆にしていた。しかしこの能力はその後急速に進歩し，9歳になると完全にできるようになる。9歳になっても対向者の左右を間違えたりするが11歳になると対向者の左右がわかるようになる。したがって12歳になるとだいたい成人の左右識別の能力に達するとみてよい。

正常者と脳損傷児の左右識別テストでは，脳傷害児に左右識別の発達遅滞を認めている。したがって左右識別発達の遅れは脳成熟遅滞の1つの手がかりと考えてよい。

10. 優位大脳半球のテスト

鉛筆で丸を描かせる。次にその紙に小さい穴を開け，どちらの眼で覗くかをみる。次に紙を丸

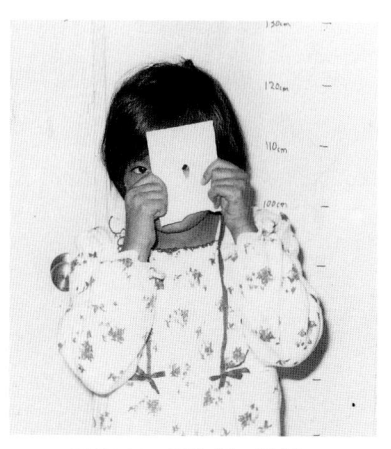

写真 92 利き眼の診断

め，それを蹴らせ，どちらの足で蹴るかをみる（写真92）。

正常では書く側，覗く側，蹴る側が一致する。特に書く側と覗く側は一致するが，蹴る側は一致しないことが正常でもある。他が正常なら問題はない。左右がバラバラの時，脳障害が疑われる。

11．発達性ゲルストマン症候群 developmental Gerstmann syndrome

優位頭頂葉に障害があると，手指失認，左右識別障害，失算並びに失書などの障害がみられ，これを Gerstmann 症候群という。脳障害の特徴として各種の認識障害がある。これらの小児では，手指失認，左右識別障害，書字，読字困難症，空間的位置づけの障害など，本症候群が陽性のことが多い。そして脳発達のずれによりみられるこれらの症候を発達性ゲルストマン症候群という。

a．二点同時触覚刺激識別テスト finger differentiation test（写真93）

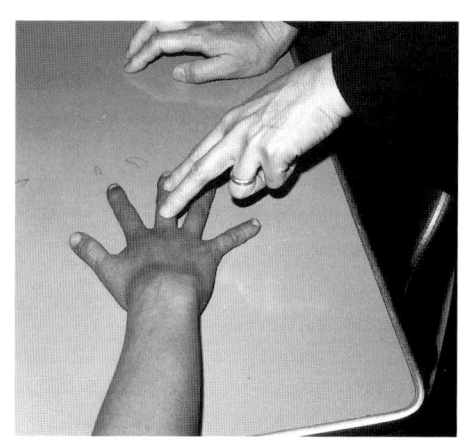

写真 93 二点同時触覚刺激識別テスト

机の上に掌を下にして置かせる。まず検者がどうするかを実際に見せる。同じ手の別々の指，あるいは同じ指を同時に触れ，各々「2つ」，「1つ」という。これを数回繰り返し2カ所触れた時は2つ，同じ指の時は1つと答えさせる。この答が確実になったところで閉眼させて，4回ずつ同時触知を行う。次に同じことを他の手で行う。8回のうち6回以上できれば良しとする。環指（1つ），示指と中指（2つ），環指と小指（2つ），中指（1つ）というように行う。7歳6カ月を過ぎると95％はこのテストができるという。8歳以上になっても陽性の場合は手指失認，脳成熟の遅滞が考えられる。

b．In-between test（写真 94）

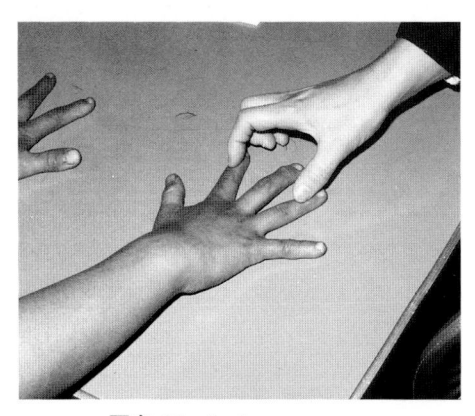

写真 94 In-between test

　2つの指を同時に触知し，その間に指が何本であるかを当てさせる。これも a．と同様，最初は開眼で，検者が実際にやってみせ，その度に2つ，0，1つなどという。十分理解したところで閉眼させて行う。各手で4回ずつやり，合計8回のうち6回以上できれば良しとする。順序は示指と環指（1つ），中指と小指（1つ），示指と小指（2つ），示指と中指（0）のようにやる。7歳以上の小児では95％以上が識別できるという。

　その他，顔と手とを同時に触れられたことを，9歳以上の正常児は区別できる。

c．左右の識別（前項参照）

d．物を握らせて当てさせる

　閉眼で小児の手に貨幣（50円，5円，100円，10円）やカギを握らせて当てさせる。小学生では区別がつく。ただし，入学したての1年生ではわからないことがあるので2年生以上でわからない時に問題とする。他の所見を考慮して判定する。

IV. 小児の神経学的診察法

（1）脳 神 経

A. 嗅神経　cranial nerve I.

　嗅神経の診断的意義は小児では少ない。小児における嗅覚テストはききわけの良い幼児，学童で可能である。使用する材料は，チョコレート，オレンジ，チューインガム，歯みがき粉，クローバーやバラの匂いなどが適当である。これを一側ずつ鼻孔をおさえてかがせる。匂いの名前がわからない時は何か匂うだけでも十分である。非協力的な乳幼児では匂いをかがせて乳幼児の顔の表情が変わることで，ある程度の嗅覚の判断は可能である。

B. 視神経　optic nerve, cranial nerve II.

　物を追わないを主訴として神経外来を受診する小児の大部分は視力障害ではなく知能障害である。それゆえ視力障害の診断にはまず知能障害の鑑別が大切である。眼振や眼底に所見が存在する時は視力障害が疑われるが，精神運動発達の遅れがあり，追視の悪い時は知能障害のことが多い。ある程度の視力は固視，追視，小さい物をつかませるなどで判定される。

　乳幼児では，ある程度の視力テストが必要な時は視動性眼振 optokinetic nystagmus を利用する。これは長い帯状の布に一定間隔に縞をつけたものを，眼前50cmくらいの所で見つめさせ，左右に動かすと眼振がおこる。この縞の幅を狭くし，どのくらいの幅まで視動性眼振がおこるかにより，ある程度の視力が判定される。2～3歳以上ではランドル環を使用して視力を測定する。これは視力表に普通の字の代りに一端が欠けている環が配列されている。自分の持っている環の欠けた所と，検者が指した環の欠損部を小児に合わせさすことにより，視力が測定される。字や数字が読める小児では絵本を一定の距離において読ませてもよい。

　視野については，眼球運動に異常が認められないのに物を見る時に顔を曲げて見る時は，視野欠損が疑われる。幼児では検者と幼児が90cm内外の距離で向い合って椅子にかけ，小児は1眼をおおい，検者も対側の眼を閉じ，向い合っている検者の眼を小児に固視させる。こうしておいて検者は小児と中間の距離（ちょうど真中）で，検者の指先を動かしながら視野外より，左右，前後と各方向から中心に近づける。小児が指先が見え始めたと答えた位置が，検者が見え始めたのとほぼ一致していれば視野は正常と判定する（写真95）。この検査は幼児が協力的であることと，検者の視野が正常なことが条件である。

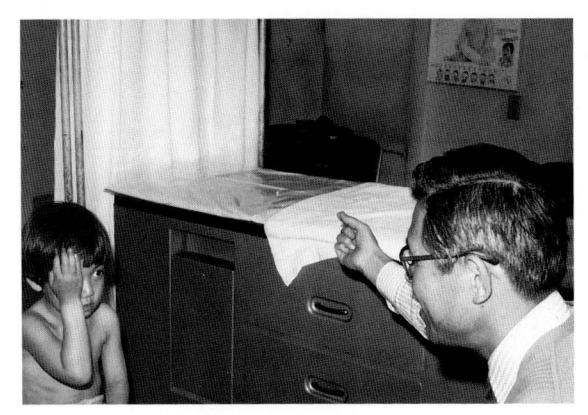

写真 95　視野テスト

　対光反応をテストする時は，小児に一点を見させておいて脇より光を当てる。対光反射と同時に瞳孔の大きさを左右チェックする。Horner症候群では瞳孔の左右不同と，縮瞳側の軽度の眼瞼下垂，heterochromia, 発汗の異常などが存在する。左右不同は uncus hernication の診断に大切な所見である。この時は障害側が散瞳し対光反射が欠除する。

1．斜視のテスト

　斜視とは両眼の視線が正しく目標に向かっていない状態をいう。眼位の異常がわかるものが顕性斜視（略して斜視）または現在性斜視で，眼位の異常がありながら表面上は眼位が正しいものを潜伏性斜視（斜位）という。
　一般に上下斜視よりも水平斜視の方が予後がよく，内斜視より外斜視の方が予後がよい。

角膜反射試験（図13）
　小児の正面よりペンライトを約1mの距離より固視させる。光が瞳孔の中心に左右対称に映るかどうかをみる。反射光点が両眼の瞳孔の中心にあれば正位で斜視はないと考えてよい。瞳孔の中心に映っていない場合は斜視がある。この場合，光点が瞳孔の外側にあれば内斜視で，内側にあれば外斜視である。乳児では両眼窩間距離が大きいために角膜反射位置が正常であるにもかかわらず一見内斜視にみえることがある。この時は鼻根部をつまんで目頭を引っ張ってみると角膜

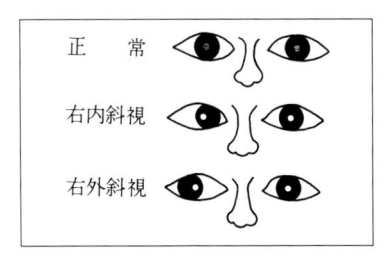

図13　斜視の発見方法
（角膜反射法）

の内側に球結膜が存在し斜視でないことがわかる。このような状態を仮性内斜視という。

C．眼球運動（第Ⅲ，Ⅳ，Ⅴ脳神経）

　ペンライトで固視させて眼位を確認した後に，ペンライトを左右上下に動かして眼球運動を検査する。ペンライトの距離は，新生児〜3カ月では20〜30 cm，6カ月では約50 cm，1歳6カ月では1mくらいが適当である。

　眼球運動と脳神経の関係は図14のごとくである。共同偏視がみられ，一側に共同視障害がみられる時は輻輳反射を検査するとともに，一側ずつ眼球運動をチェックする。

　眼球運動に障害があり，上斜筋，下斜筋，上直筋，下直筋の機能を別々に検査する時には，一側を注視した状態でペンライトを上下に動かすと，内側の眼の下斜筋，上斜筋と外側の眼の上直筋，下直筋がテストされる。眼球を内側に持ってきて，眼球を上方に運動させるのは下斜筋，下方に運動させるのは上斜筋の働きである。

　小児を母親の膝の上に坐らせるか，母親の肩越しに子どもの頸を固定させると検査しやすい。次に固視目標（ペンライト）の距離を遠方（5m）と近く（30cm）を見させて調節性内斜視や，間歇性外斜視を検査する。調節性内斜視は1歳半頃に眼の調節が過ぎて近くを見させると内斜視となってしまうもので眼科的治療が必要である。眼球運動は斜視がある場合には一側をおおい，一側ずつテストする。

D．眼球の異常運動

　眼球運動とともに眼球の異常運動を検査する。眼球振盪は fast, slow component の方向，リ

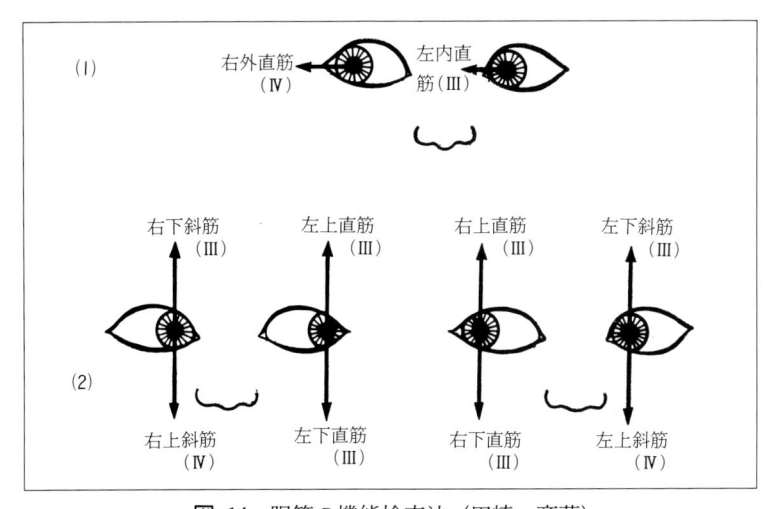

図14　眼筋の機能検査法（田崎，斉藤）
(1)眼球を左右に運動させ，内，外直筋の作用をみる。
(2)左または右を注視させ，さらに眼球を上下に運動させる。
　　各眼筋の作用は矢印に示すごとくである。

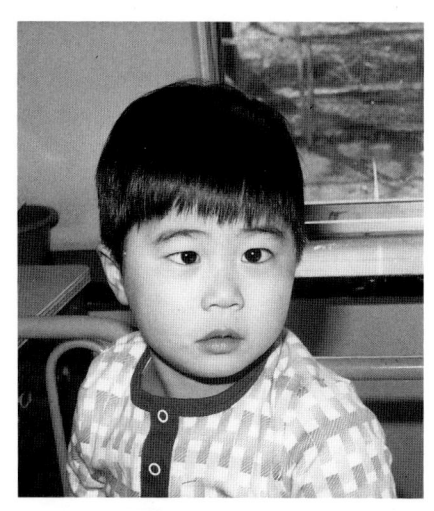

写真 96 右内斜視

ズム，方向などを図15のように記載する．急性小脳性失調症や dancing eye 症候群の時にみられる opsoclonus や重症脳障害にみられる方向が定まらぬ彷徨するような eye roving, 先天性視力障害にみられるこまかい振子様眼振などの異常運動がある．異常運動は静止時に存在するか，あるいはある方向を見させた時に著明に出現するかなども記載する．小脳障害の時は，固視しようとすると，焦点がうまく合わずだんだんと合わせていくような saccard eye movement がみられる．

　落陽現象（sun set phenomnen）（写真97）は核黄疸，水頭症の時にみられるが，生理的にも生後2〜3ヵ月頃までは存在することがある．

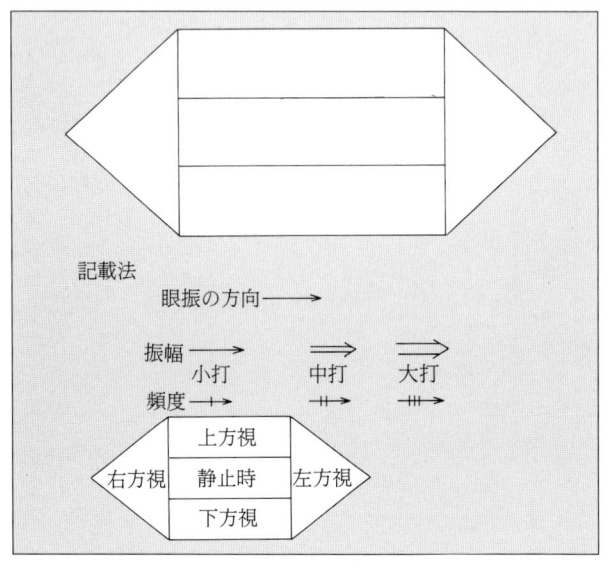

図 15

落陽現象は仰臥位の乳児をだきかかえて頭を急に背屈させるか，眼に光を当てておいて急にとると誘発されやすい。

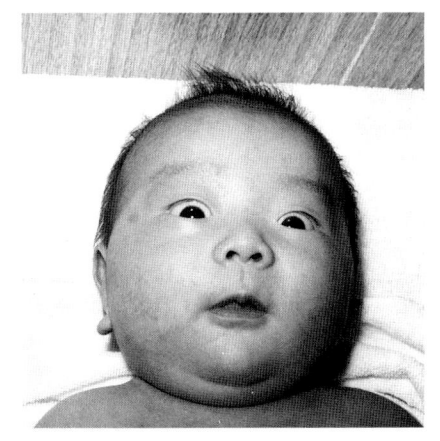

写真 97 落陽現象

E. 眼瞼下垂

　眼瞼下垂が疑ぐられる時は，小児に上方視させる。この時，正常では額にしわを寄せることなく上方視が可能であるが，眼瞼下垂がある時は，前額部を押えて額が動かないようにすると眼瞼が挙上できない。眼瞼挙筋（levator palpebra）は動眼神経により支配されている。眼瞼下垂は一般には動眼神経の損傷によりみられるが，この他頸部交感神経損傷による眼板筋（musculus tarsalis）の麻痺によってもみられる。頸部交感神経は散瞳する眼輪筋 musculus orbitalis（müller）と眼板筋の両方を支配しているので頸部交感神経が障害されると軽度眼瞼下垂，縮瞳などの Horner 症候群がみられる。Horner 症候群（写真 98）の場合は 20％コカイン点眼によっても散瞳しない。

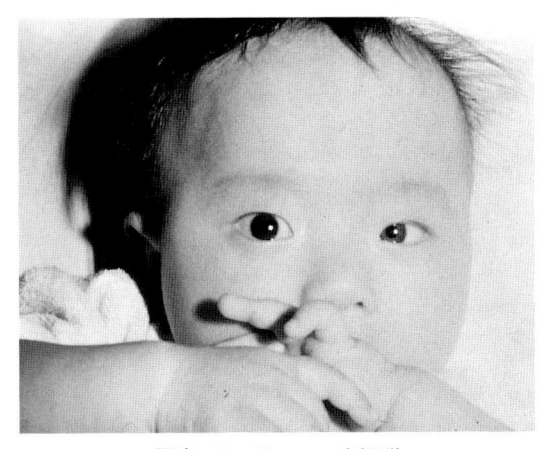

写真 98 Horner 症候群

　Duane 症候群は外直筋の大部分が先天性に線維化されたもので，外側をみると眼裂が開き，内側をみると眼裂が狭少となり眼球が陥没する。
　眼瞼下垂は Horner 症候群，動眼神経麻痺，先天性眼瞼下垂，重症筋無力症などでみられる。

Horner 症候群は頸部交感神経の障害による superior tarsal muscle の麻痺のために軽度の眼瞼下垂がみられる。下垂は軽度で眼瞼が瞳孔の上をわずかにおおうに過ぎない。患児は随意的に眼瞼を挙上できる。

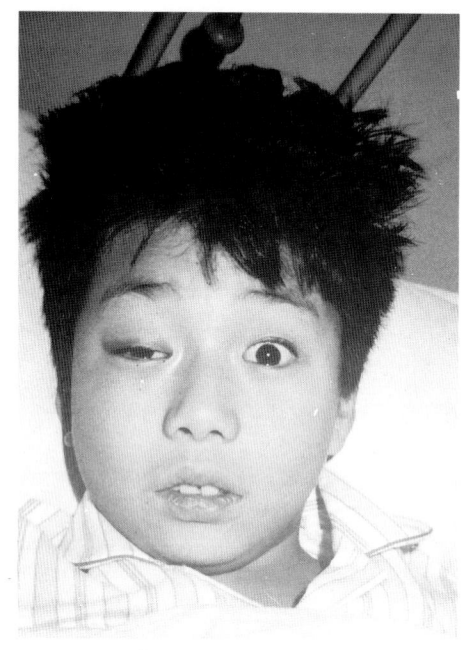

写真 99 右動眼神経麻痺

　動眼神経麻痺の時は上眼瞼挙筋 levator palpebral superior の麻痺で眼瞼は完全に下垂し眼裂は閉鎖される。完全な動眼神経麻痺（写真99）では ptosis，散瞳の他に眼球はやや外方に偏位する。部分的動眼神経麻痺では，眼瞼を挙上するために額にしわを寄せていることがある。

　今まで正常であった小児に眼瞼下垂が出現した場合には，重症筋無力症を疑う。重症筋無力症では最初一側より下垂がみられ，そのうちに眼球運動障害，両側の眼瞼下垂がみられてくる。日差の変動とテンシロンテストにより診断される（写真100）。

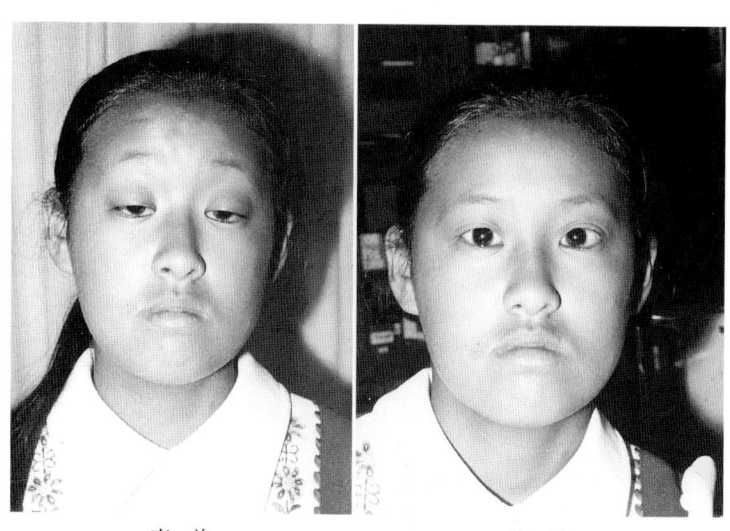

直前　　　　　　　　　　直後
写真 100 テンシロンテスト

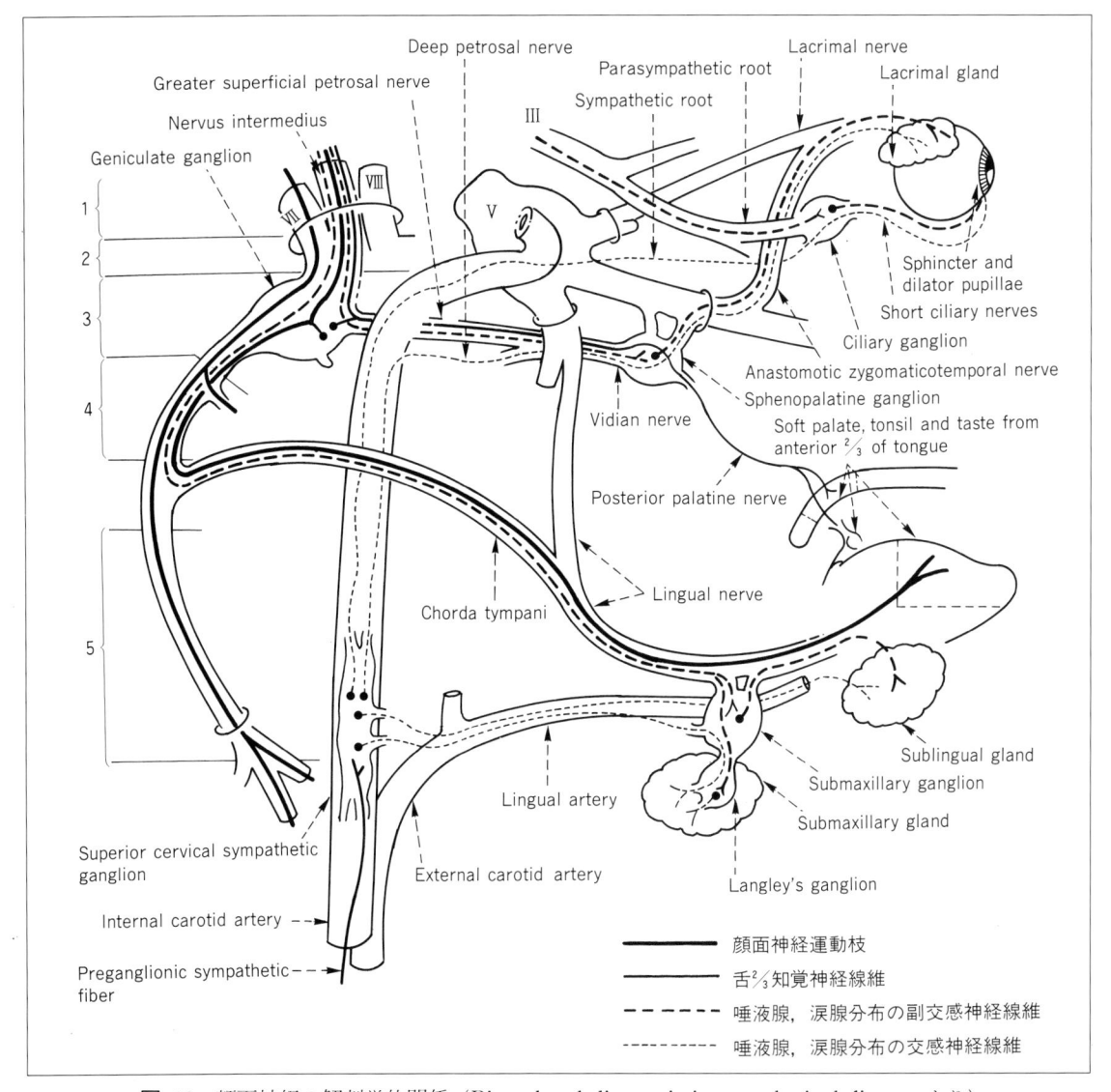

図 16 顔面神経の解剖学的関係（Bings local diagnosis in neurological disease より）

F. 顔面神経　facial nerve, cranial nerve Ⅶ.

　顔面神経麻痺は小児の脳神経障害のうちで，眼球の運動障害についで多くみられるばかりでなく障害部位の局在診断としても重要であるので少し詳しく記載する．

1．顔面神経の解剖と局在診断（図16）

　顔面神経核は菱形窩底にあり，これより神経線維は一度後方へ上り外転神経核の周囲を回り小脳橋角より出て，唾液腺，舌2/3に分布する中間神経（N. intermedius）ならびに内耳神経（N. acusticus）とともに内耳道に入り内耳神経を分離した後，膝神経節（geniculate ganglion）に至

表 6 Clinical Findings in Facial Paralyses Due to Lesions of Various Anatomic Locations

Location of Lesion	Voluntary Movements Upper Face	Voluntary Movements Lower Face	Emotional Movements	Lacrimation	Salivation Submax.and Sublingual	Taste	Hyperacusis
Supranuclear	Retained	Lost	Retained	Retained	Retained	Retained	Absent
Nuclear	Lost	Lost	Lost	Retained	Retained	Retained	Present
Intracranial (between pons and int. and meatus)	Lost	Lost	Lost	Usually lost	Usually lost	Usually lost	Present
In canal at or above geniculare ganglion	Lost	Lost	Lost	Lost	Lost	Lost	Present
Between ganglion and nerve to stapedius	Lost	Lost	Lost	Retained	Lost	Lost	Present
Between stapedius and chorda tympani	Lost	Lost	Lost	Retained	Lost	Lost	Absent
Between chorda tympani and branching	Lost	Lost	Lost	Retained	Retained	Retained	Absent
In pes anserinus	Variable	Variable	Partly Lost	Retained	Retained	Retained	Absent

* R. Pain : Facial Paralysis in children (1957) より.

表 7 Foville 症候群

種類	麻痺	
	対側	障害部位側
第Ⅰ型 大脳脚症候群	顔面・片麻痺側を共同視（左右視）できない。	
第Ⅱ型 上部橋症候群（ギュブレール, ウェーバ）	顔面・片麻痺	健康側（片麻痺の反対側）を共同視（左右視）できない。
第Ⅲ型 下部橋症候群（ミヤール・ギュブレール）	片麻痺	健康側（片麻痺の反対側）を共同視できない。顔面神経麻痺。

る。ここで大浅錐体神経（greater superficial petrosal nerve）（涙腺に分布）を分離し，主幹は顔面神経管を下り，途中で鐙骨神経（N. stapedius）を分枝し神経管の下の方で鼓索神経（chorda tympani）を分離する。鼓索神経は鼓索神経小管を通って鼓室に入り，さらにそこより舌下腺，顎下腺と舌の前2/3に分布し味覚を伝える。鼓索神経を分離した顔面神経運動枝は茎乳突孔を通って頭蓋外に出，顔面の諸筋に分布する。涙腺分泌の神経線維は膝神経節より顔面神経と分かれ大浅錐体神経，頬神経（N. tygomaticus）などを経て涙腺に至る。

このように顔面神経は顔面筋ばかりでなく耳の鐙骨筋や唾液腺，舌の味覚，涙腺を司る神経と関係しているので走行途中の障害部位により，顔面筋の麻痺以外にいろいろの症状が合併し，障害部位の局所診断に役立つ（表6）。

顔面神経核は顔面上部の筋以外は一側大脳半球の神経線維しか神経支配を受けていないので核上麻痺でも一側性の顔面神経麻痺をきたす。核性，核下性（末梢性）麻痺と核上性麻痺との鑑別は，核上性では顔面上部の筋（前額）が障害されず麻痺の程度が軽い。額にしわを寄せることができる。大脳半球の障害では麻痺と同側の核上性顔面神経麻痺を呈する。顔面神経は錐体路より

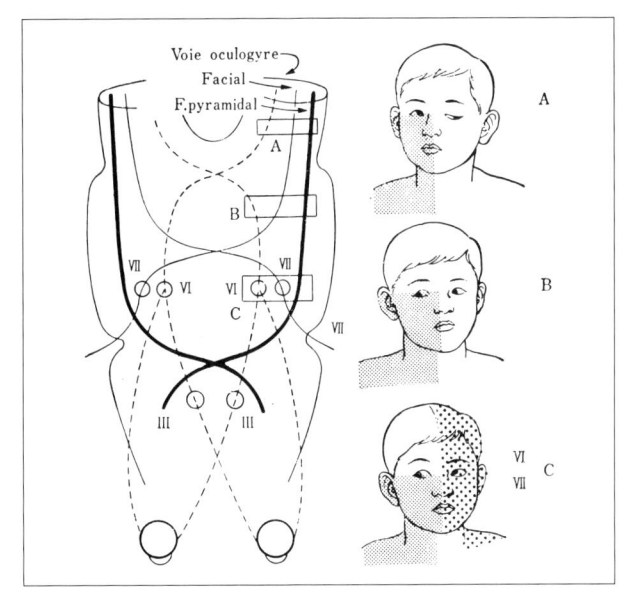

図 17 Foville 症候群の型と障害部位（吉倉
範光：小児臨床神経学入門。南山堂
pp 57 1970 より）

左：脳幹の損傷部位　A：大脳脚型（または
　　と Foville 症候　　　　上）Foville症候群
　　群（ガルサン　B：上橋型(または中)
　　Garcinのデッサ　　　Foville症候群
　　ンによるシェーマ）C：下橋型(または下)
　　　　　　　　　　　Foville症候群

上部で交差するため，脳幹部においては障害部位により顔面麻痺と片麻痺，共同視障害の組み合せによる特徴ある症状がみられる。このうちでもっとも知られているのが Foville 症候群（表7）である。Foville 症候群（図17）は障害部位により3型に分類されている。

第I型は中脳，大脳脚の障害で，障害側の対側の顔面神経麻痺，片麻痺と対側を両眼で注視できない。第II型は上橋部で顔面神経は未だ交差していない部位の障害で対側の顔面神経麻痺，片麻痺と病側を注視できない。第III型がもっとも一般にみられるもので，橋下部の障害でおこり，病側の顔面神経麻痺と対側の片麻痺があり，病側を注視できない。

2．診察法および小児にみられる顔面神経麻痺（表8）

乳児では静止時の顔貌，泣いている時の顔の動きより診断する。年長児では口をとがらせたり，イーッといわせたり，頬をふくらませたりすると罹患側の顔面の動きが悪くこの傾向が一層著明となる。両側の上眼瞼をおさえて閉眼させると罹患側の閉眼力は弱く眼球は上転する（Bell's sign)(写真101)。ごく軽度の麻痺ではこの Bell's sign の他に閉眼しようとする時指先に感じる収縮の強さで罹患側が診断される。罹患側では口角が下垂し鼻唇溝は健側に比して浅くなる。

顔面神経下顎縁枝の麻痺では静止時は正常で，泣いた時にのみ口角の下降がみられるが，障害

表 8 小児にみられる顔面神経麻痺

I．新生児期または乳児期早期に気付かれるもの
　1）両側性顔面神経麻痺
　　　Möbius 症候群
　2）一側性顔面神経麻痺
　　a）分娩周辺期外傷
　　　　鉗子分娩，産道圧迫，頭蓋骨骨折，頭蓋内出血
　　b）体位性顔面神経麻痺　positional facial paralysis
　　c）部分的顔面神経麻痺　partial facial paralysis（原因としてa，bも考えられる）
　　d）下唇方形筋形成不全　agenesis or hypoplasia of depressor angli oris muscle
　　e）顔面下顎骨形成不全　Treacher Collins 症候群
　　f）その他：Bonnevie-Ullrich 症候群，Sturge Weber 症候群など．
II．後天的顔面神経麻痺
　1）外傷：頭蓋骨骨折．外科手術
　2）頭蓋骨疾患：骨髄炎．Albers-Schönberg 症候群．特発性高カルシウム血症
　3）頭蓋内疾患
　　a）脳腫瘍，特に橋腫瘍
　　b）血管障害，急性小児片麻痺
　　c）高血圧
　4）頭蓋外腫瘍（頭部）
　5）感染症
　　a）中耳炎
　　b）ウイルス｝感染症：ポリオ，髄膜炎，脳炎，ことに脳幹脳炎，脳膿瘍
　　　　細菌
　　c）多発性神経炎（Guillian-Barré syndrome）
　　d）顔面神経炎：頭部破傷風，旋毛虫疾患，神経梅毒，ハンセン病，Ramsy Hunt 症候群
　6）全身性疾患，Sarcoidosis, Camusati-Engelmann 病
　7）家族性回帰性疾患：Melkersson 症候群
　8）特発性

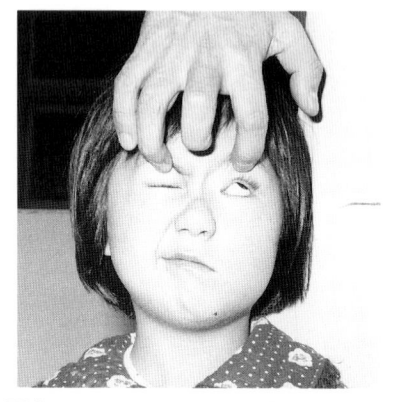

写真 101　Bell 症候（左顔面神経麻痺）

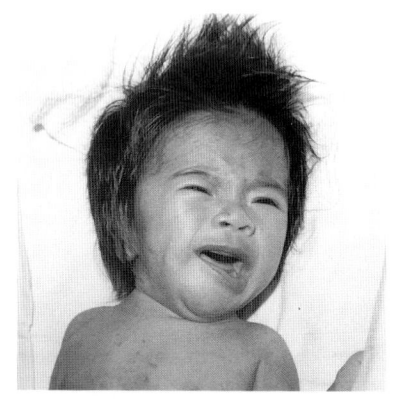

写真 102　右部分的顔面神経麻痺

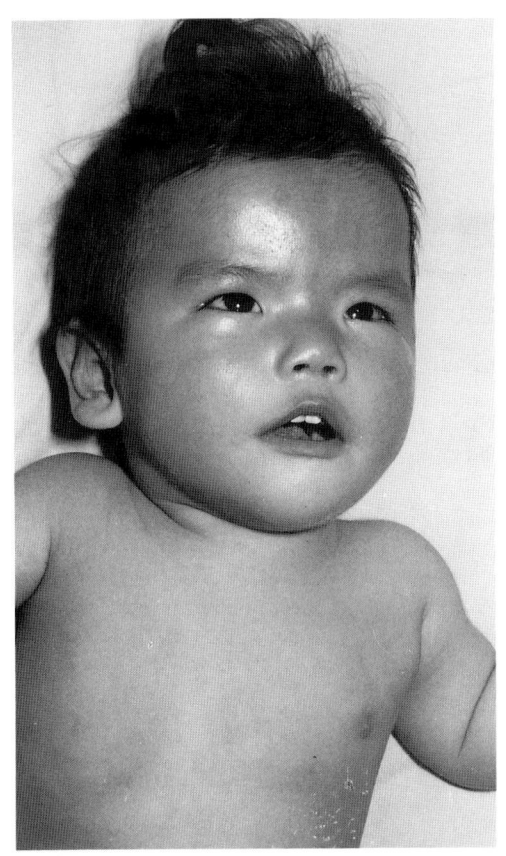

写真 103　Möbius 症候群

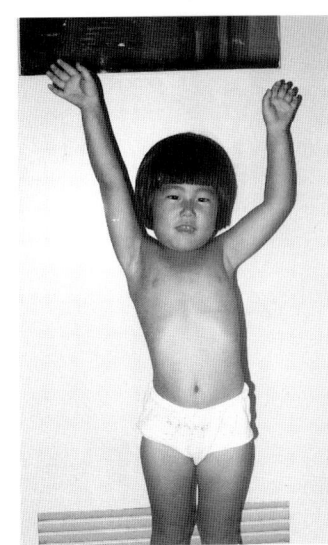

写真 104　左核上性顔面神経麻痺

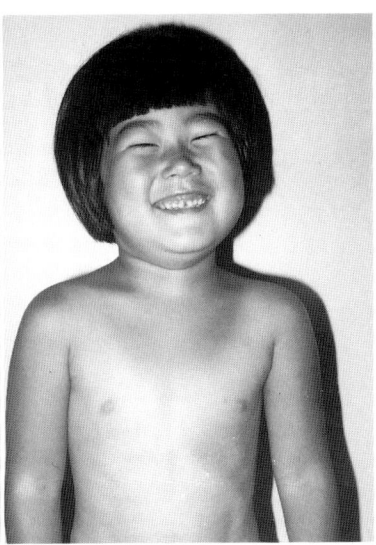

左顔面神経麻痺　　　　　自然の笑い
（鼻口溝の消失）　　　（左側の hypermimic）

側の口角は下降しない。一般に顔面神経麻痺は障害側の口角が下垂すると考えられているがこの場合は逆で，泣いた時に障害側の下口唇が動かない。顔面神経麻痺の部分的麻痺(写真102)の時は下唇方形筋の先天性形成不全の鑑別と心雑音に注意する。部分的麻痺に先天性心疾患の合併がある時は，これを cardiofacial syndrome という。両側顔面神経麻痺では，顔の表情がなく，泣いても顔面が紅潮するのみである。Möbius 症候群(写真103)では facial diplegia, 外転神経麻痺，内反足，舌萎縮などがみられる。

中枢性顔面神経麻痺(写真104)では他覚的検査で顔の動きが障害されているのに自発的に笑う時には表情が大袈裟にみられる hypermimic である。末梢性障害ではこのような解離はみられない。

陳旧性顔面神経麻痺(写真105)では，障害側が拘縮し，静止時に健側の口角が下垂し障害側を間違えることがある。この場合閉眼させてどちらに lagophthalmns が起こるか，静止時の眼裂の大きさ，イーッといわせた時の顔面の動きなどで障害側を診断する。

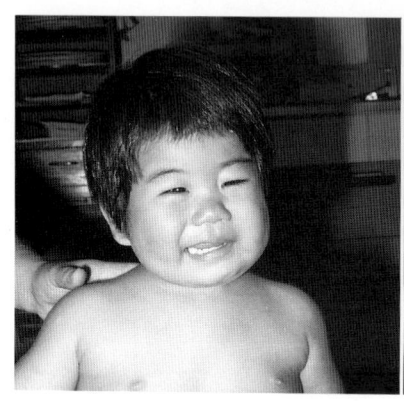

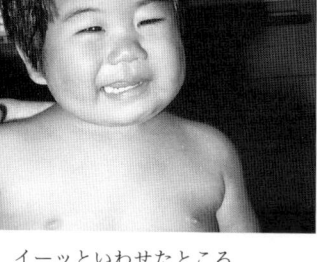

イーッといわせたところ　　　　　静止時（麻痺側の筋拘縮のため，
（左側の動きが悪い）　　　　　　一見右側の麻痺と思われる）
写真 105 左陳旧性顔面神経麻痺（末梢性）

開口時に顔面が不対称になるのは顔面神経麻痺ばかりでなく三叉神経運動枝の麻痺でもみられる。三叉神経の障害では開口させると下顎は麻痺側に偏位する。顔面神経麻痺との鑑別は真中の切歯が開口した時に同じ位置にあるかどうかで行う。三叉神経麻痺の時は切歯の位置が開口すると麻痺側に偏位するが顔面神経麻痺では開口しても偏位しない。

G．第8脳神経　cranial nerve Ⅷ．

第8脳神経は聴神経と前庭神経よりなる。

1．聴力テスト

小児の聴力テストを行う前に知能障害のチェックを行う。「呼んでも振り向かない」「返事をしない」訴えの大部分は聴力障害ではなく知能障害によるものである。

大体の聴力は生後6カ月前は，声をかけたり，ガラガラなどの音をさせた時の反応でみる。乳幼児では play audiometer（写真106）により，ある程度の聴力がテストできる。難聴が疑がわれる時は聴性脳幹反応をおこなう。

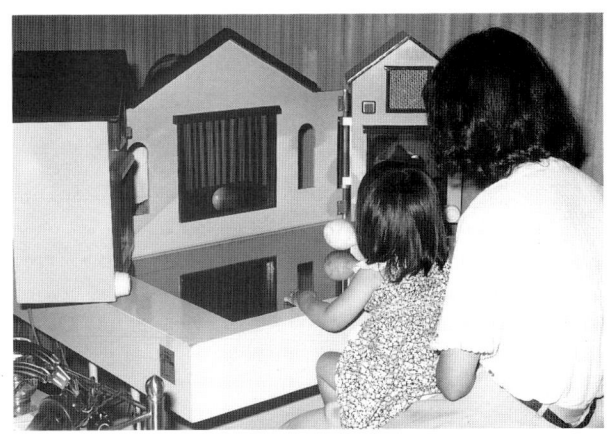

写真 106 play audiometer

2. 前庭機能検査　Vestibular Function Test

乳幼児の前庭機能テスト（写真107）はなかなか困難である。

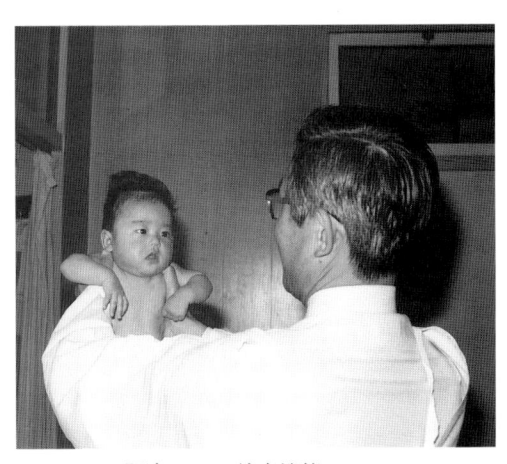

写真 107 前庭機能テスト

年長児では前庭機能検査は耳鼻科に依頼して Barany chair で行う。外来で回転椅子がある時は小児を回転椅子に背を伸ばして頭を30度前屈する姿勢で腰かけさせ，椅子を20秒間かけて10回回転さす。視動性眼振を防止するため閉眼で行う。正常では右へ回転さすと身体が右へ偏位し，右側へめまいが起こる。回転中，開眼すると速い動きが右側に向かう眼振がみられる。回転停止後は回転時と反対側に急速方向の眼振がみられる。眼振は回転のスピードにもよるが停止後20～30秒持続して消失する。テスト時の頭の位置が悪いと眼振が回転性，あるいは混合性となる。

あまり体重が重くない乳幼児では検者が腋下を支えて向かい合うように乳幼児を抱きあげる。この時小児の頭が垂直方向から30度前屈する位置で抱きあげる。そして検者が中心となって

Barany chair と同様に回転する。正常では回転方向に眼が偏位し，反対方向に急速要素を持つ眼振がみられる。眼振方向は，Barany chair の反対である。これは抱きかかえているので回転方向が反対となるからである。

H．球麻痺症状（第 IX，X 脳神経）crenial nerve IX, X.

両側の舌咽，迷走神経が障害されると嚥下，呼吸，言語障害の球麻痺症状が出現する。一側の迷走神経麻痺では口蓋は患側が下垂し，口蓋垂は健側に偏位する。アーと声を出させると咽頭，口蓋垂は健側に偏位する（カーテン現象）(写真 108，109)。

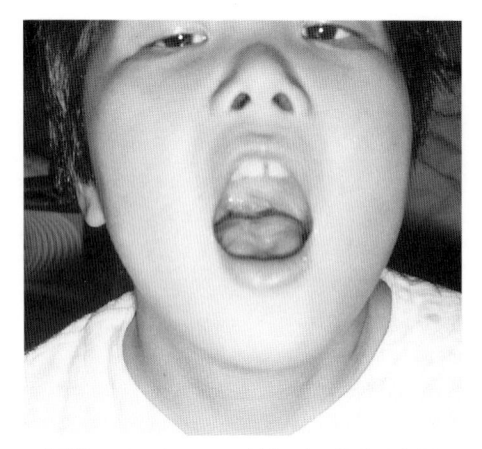

写真 108 カーテン現象（口蓋垂が右側に偏位）

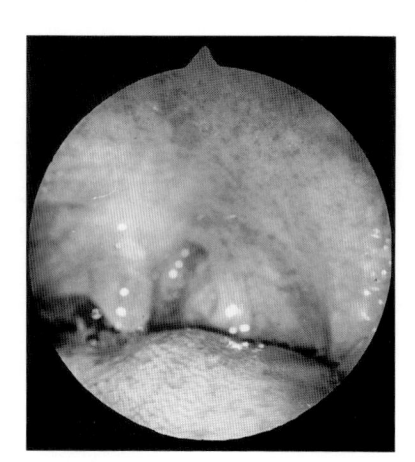

写真 109 カーテン現象

palatal reflex は舌圧子，綿棒で口蓋垂，軟口蓋を刺激すると，口蓋垂，軟口蓋が挙上する反射をいう。同反射の求心性線維は舌咽神経で，遠心性線維が迷走神経である。Gag reflex は舌圧子綿棒で咽頭壁，舌根部を一側ずつ刺激すると咽頭筋が収縮し舌根部の挙上がみられる。一側の第 IX，第 X 神経の障害の場合は同側の palatal reflex と gag reflex は消失する。大脳の広範な障害による仮性球麻痺の場合は palatal reflex，gag reflex の両反射はともに存在する。

I．副神経（第 XI 脳神経）crenial nerve XI.

副神経は顔面神経と同様に，核が大脳半球一側支配であるので，中枢性の障害で，一側の障害がみられる。副神経は，僧帽筋を支配しているので，小児の上半身を裸にして肩をすぼめさせる（写真 110）。あるいは両肩を検者の手で下に圧力を加えて，小児に肩をすぼめさせる。麻痺側の肩は健側に比して挙上する力が弱く，下垂してしまう。副神経は，胸鎖乳突筋と，僧帽筋の上部を支配している。胸鎖乳突筋は頸を一方に向けた時に力を加えてこれに抗した時の胸鎖乳突筋のふくらみでみる。

僧帽筋が麻痺すると翼状肩甲 winged scapula となる。この場合肩甲は外下方に偏位する。鋸

筋の麻痺でも翼状肩甲がみられるが，この場合は肩甲は内上方に偏位する。

J．舌下神経（第 XII 脳神経）cranial nerve XII．

一側の舌下神経核，末梢神経が障害されると患側の舌萎縮（写真111）と運動障害がみられる。この場合舌を出させると舌は患側に偏位する。

核障害の場合にみられる tongue fasciculation は静止時舌の側面に光を当てると蓮波様の筋収縮がみられることより診断される。tongue fasciculation は乳児脊髄性筋萎縮症 infantile spinal muscular atrophy（Werdnig-Hoffmann病）や延髄空洞症 syringobulbia の時にみられる。舌下神経の核上障害（写真112）の時は障害は軽度であるが長期にわたる片麻痺では障害側の運動障害がみられ舌を健側に挺出するのが困難である。

巨舌は Down 症，クレチン，Beckwith 症候群の時にみられる。myotonia の場合は舌圧子を舌に当て，一端を打腱槌でこう打すると舌に myotonia がみられる。

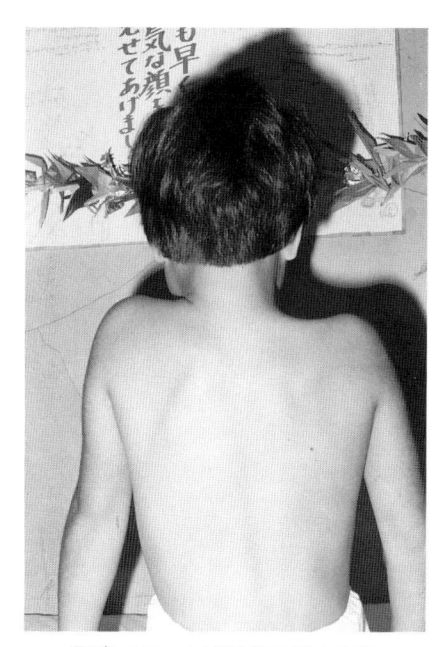

写真 110　右副神経の核上麻痺（右肩が挙上しない）

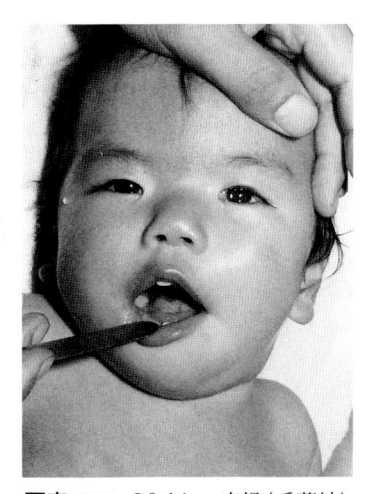

写真 111　Möbius 症候（舌萎縮）

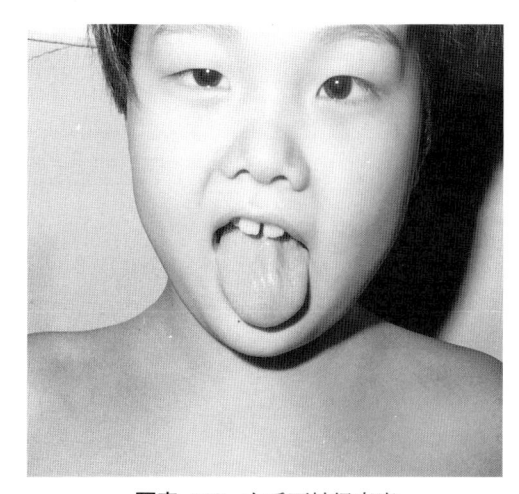

写真 112　左舌下神経麻痺

（2）姿勢と歩行

A．歩　行

歩行の診察法には普通の歩行，直線歩行，つぎ足歩行（tandem gait），つま先歩行，踵歩行がある．幼児では普通に歩かせ，歩行の発達段階により評価する．

歩行障害の分類として Lorenz の分類（表9）がもっともよく知られているが，ここでは日常遭遇する異常歩行についてその特徴を記載する．

表 9　Lorenz の分類

a)	痙性歩行	spastisches Hinken, spastic gait
b)	麻痺性歩行	paralytisches Hinken, paralytic gait
c)	失調性歩行	ataklisches Hinken, ataxic gait
d)	逃避歩行	Schonungshinken, protective gait
e)	随意歩行	freiwillige Hinken, voluntary gait
f)	墜下歩行	Sturzhinken, fall-limping
	ⅰ）硬性墜下歩行	hartes Sturzhinken, hard fall-limping
	ⅱ）軟性墜下歩行	weiches Sturzhinken, soft fall-limping
g)	脱臼歩行	Luxatinshinken, limping by dislocation
h)	その他	叩頭歩行，印形歩行 etc.

1．痙性片麻痺歩行　spastic hemiplegic gait

病側の上下肢関節は十分に動かず，下肢を伸展し，足は内反尖足し，下肢が長くなっているため歩行する時，外側に股関節を中心に半円を描くように下肢を廻すようにして，上肢は肘を屈曲したまま歩行する（環脚状歩行 circumduction）．脳性麻痺の痙直性片麻痺や急性小児片麻痺などでみられる．そのような時に万歳をさせると麻痺側は上肢が十分挙上されず容易に診断される（写真113）．

2．痙性両麻痺・対麻痺歩行　spastic diplegic or paraplegic gait

両下肢が痙性麻痺である時は，両下肢を伸展して大腿は内転，内施傾向にあり，内反尖足位となるため，足指と足の外縁のみで床を

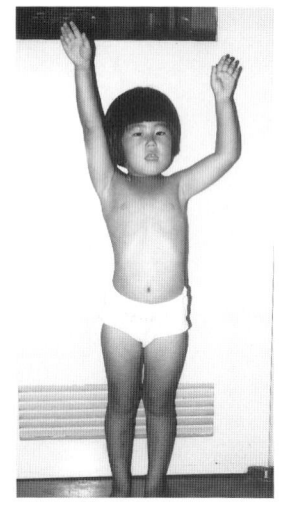

写真 113　左片麻痺

こすりながら歩行する．この時，バランスをとるため体幹上肢が過度に動き，アヒルのように腰を振り歩く格好になる（アヒル歩行）．両下肢が鋏のごとく伸展交差して歩行することをはさみ歩行（scissors gait）という．歩行は緩慢かつ困難で，歩幅は不規則でかつ狭い．脳性麻痺の痙直性両麻痺，対麻痺（両麻痺の軽症）や急性脳症，脳炎や化膿性髄膜炎後遺症，変性疾患などでみら

れる（写真114）。小児では，脊髄性痙直性対麻痺によるこの歩行障害は非常にまれである。

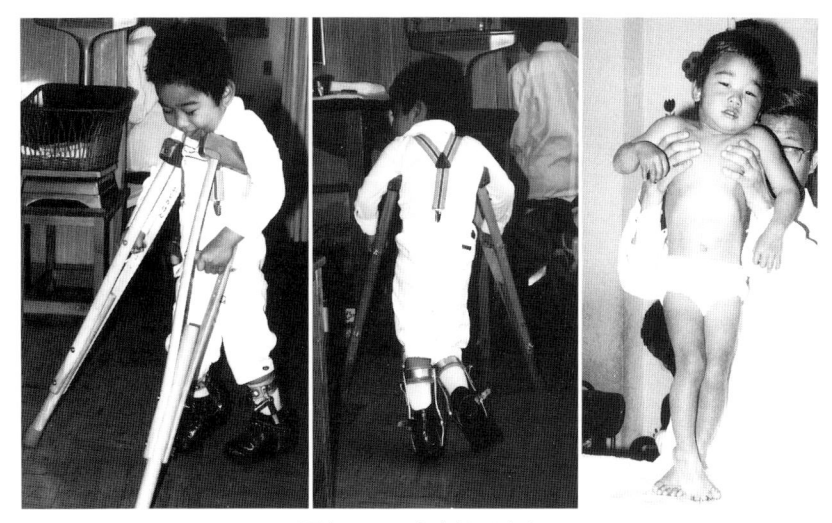

写真 114　痙直性両麻痺

3．痙性失調性歩行

　脳性麻痺の水頭症を伴う失調性両麻痺（ataxic diplegia）にみられる。小脳脊髄変性症でもみられるが非常にまれである。痙直の要素は下肢に強く，これに小脳性失調の要素が加味されている。両下肢を広げ，上下肢とも，関節の動きが悪い下肢は伸展したままで内反傾向はみられるが，尖足はそれほどひどくない。足を広げ，おぼつかない歩行である（写真115）。

4．失調性歩行　ataxic gait

　小脳性失調歩行は筋力は正常にもかかわらず，歩行は両足を広げて上体は左右前後に揺れ，酩酊者の歩行に類似する。非常によろめきやすく歩幅も一定しない。脊髄後索の障害では歩幅は両側性小脳性と区別が困難である。しかし動作が唐突であること，どの方向にも不安であること，閉眼により増強すること，歩行時に足を見つめて歩くことなどより小脳性と鑑別される。

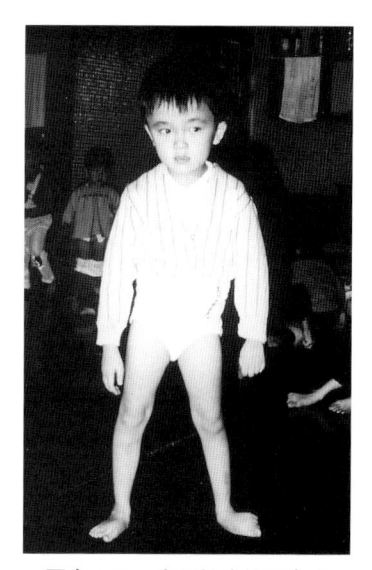

写真 115　失調性痙性両麻痺

5．動揺性歩行　waddling gait

　Duchenne type の筋ジストロフィーによくみられる特有な歩行である。筋ジスでは腰帯筋の筋力が低下するため，脊柱を前彎し，腰と上半身を左右に振って歩く。一歩ごとに骨盤が傾くので動揺性歩行といわれている（写真116）。

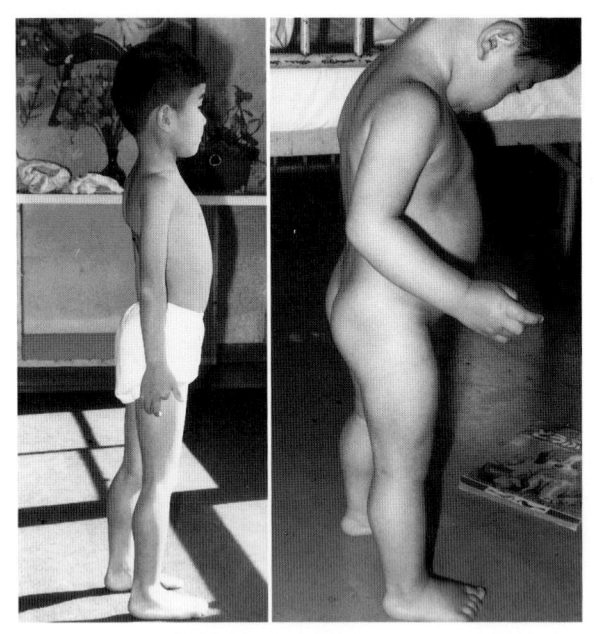

写真 116　waddling gait

6. ジストニー歩行・アテトーゼ歩行

　写真は L-DOPA が奏効した特発性ジストニーの歩行である。四肢に痙直はみられないが，歩行時に身体が反り，足が伸展するジストニーが出現している（写真 117）。

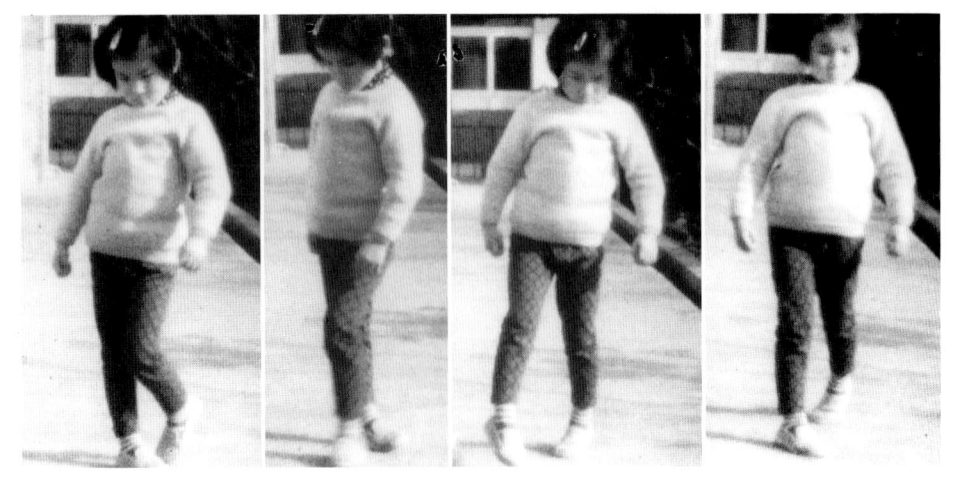

写真 117　L-DOPA が奏効したジストニーの歩行

　写真はアテトーゼ型の脳性麻痺である。歩行時に身体をねじり波打つようなアテトーゼ様運動がみられている（写真 118）。

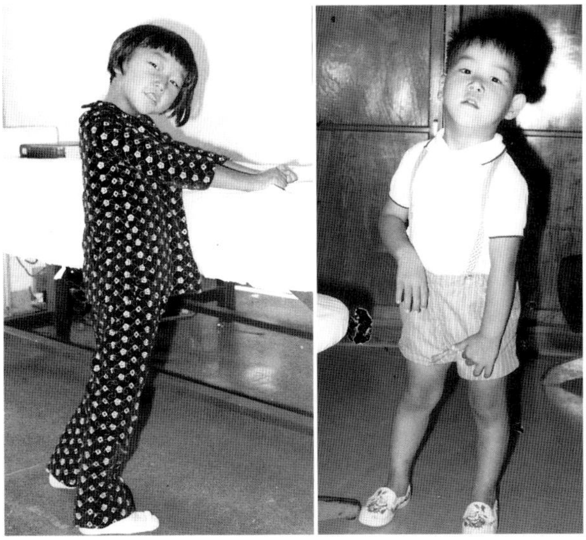

写真 118　アテトーゼ型脳性麻痺の歩行

7．パーキンソン歩行　parkinsonian gait

　子どもではパーキンソンはまずみられない。写真は父親が Huntington 舞踏病の 12 歳発症の小児例である。Huntington 舞踏病の小児は chorea ではなく，強剛性歩行である。Dropped seizure があり，歩行は非常に硬く，前かがみで小刻みに歩く。足はあまり床から上げず，手振りも少ない（写真 119）。

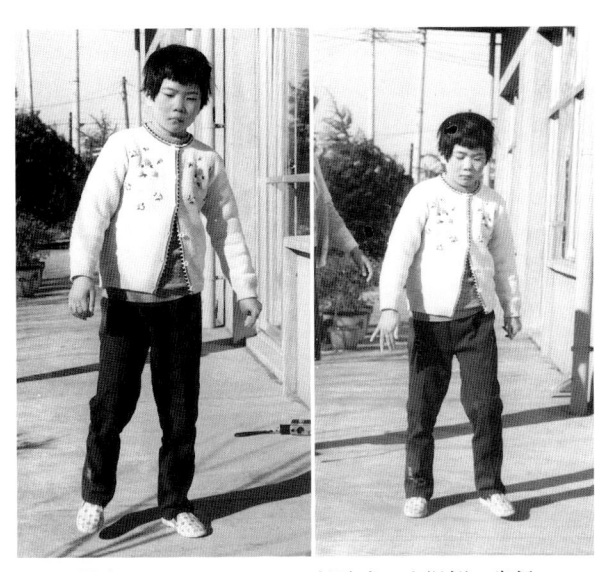

写真 119　Huntington 舞踏病の小児例の歩行

8．鶏　歩　steppage gait

　ポリオや腓骨神経麻痺の時にみられる。前脛骨筋が麻痺し，垂れ足（drop foot）になっている

と，これを代償するように足を異常に高く持ち上げ，つま先から投げ出すようにして歩行する。

9. 逃避歩行　protective limping

局所的炎症や外傷，骨関節炎や筋疾患の時に疼痛を避けるために生じる。患足を床に着けるのを避けるため飛ぶように歩行する。逆に患足を長く床に着けゆっくり支えて歩行することもある。

10. 墜下歩行　fall limping

下肢の短縮や先天性股関節脱臼などの時にみられる。短い方の足で立つとその側の骨盤が沈下し，体幹が横振れする。逃避歩行や墜下歩行をみた場合には骨のX線写真や，一般血液検査，下肢の計測などを行う。

11. ヒステリー性歩行　hysterical gait

小児におけるヒステリーでも歩行障害で発症することが多い。全然立つことができない，歩くことができないなどの訴えがあるが，ベッドの上や他人が見ていない時には動けたりする。麻痺がわれわれの神経の知識と矛盾しているところが診断のポイントである。

B. 姿　勢

1. 仰臥位

1）筋トーヌス低下の姿勢

四肢を外排，外転し，ベッドにつけている。自発運動は減弱していることが多い。筋トーヌス低下の姿勢を蛙型姿勢 "pitched frog" postrue（写真120）ともいう。この姿勢は Werding-Hoffmann 病, congenital muscular dystrophy, congenital myopathy などの floppy infant を

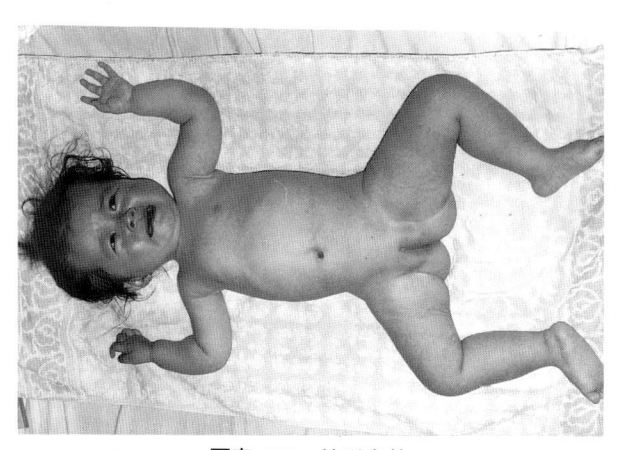

写真　120　蛙型姿勢

きたす原因の疾病でみられる。上部脊髄損傷でもこれと似た姿勢をとるが，両手を極端に屈曲し口の側に持っていってることと，直腸膀胱障害，腹部膨満，知覚障害が存在することより鑑別される。

2）脊髄損傷

上部脊髄障害では写真121に示すような独特な姿勢をとる。下肢は外排，外転し自発運動はまったくなく，上肢は肘関節を極度に屈曲し，手を口の近くに持っていっている。上部脊髄損傷は，骨盤位分娩にみられ呼吸障害，腹部膨満，直腸膀胱障害，体温の異常，知覚障害などがみられる。この姿勢は受傷直後のもので，数カ月たつと写真122の姿勢を呈する。

手の変型と，下肢は伸展し，交差し，腱反射が亢進する。足は尖足位をとる。

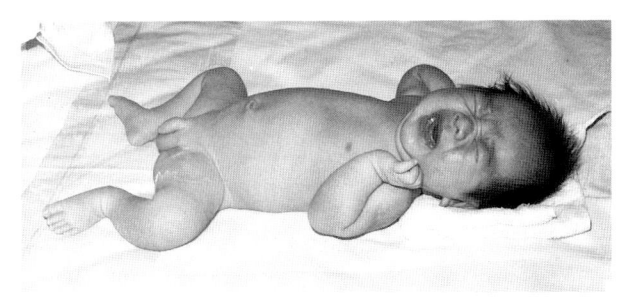

写真 121 上部脊髄障害

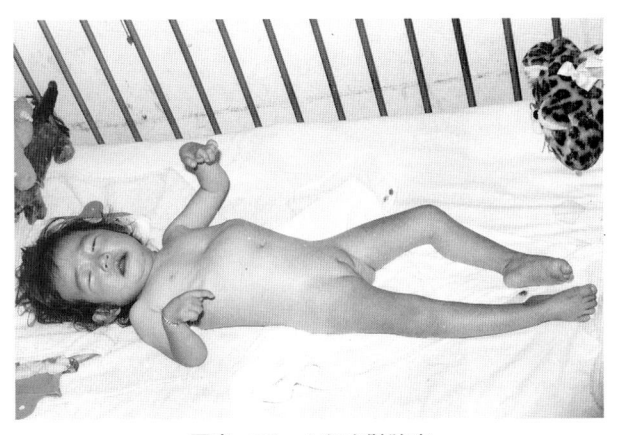

写真 122 上部脊髄障害
Flying fetus のため胎内で脊髄損障がおこった症例
（2歳6ヵ月）

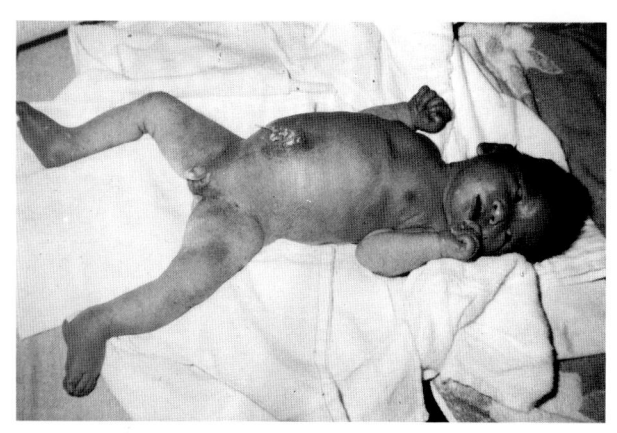

写真 123 下部脊髄障害（腰部脊髄髄膜瘤）

　下部脊髄障害（写真 123）では上肢は正常で，下肢のみ hypotonia の姿勢をとる。腹部は膨満し，直腸膀胱障害と下肢の知覚障害がみられる。下肢の自発運動，腱反射は消失している。この姿勢は腰部の meningomyelocele などの脊髄奇型でみられることが多い。

3）上腕神経叢の障害

　上部上腕神経叢障害（Erb 麻痺）では写真 124 のような姿勢がみられる。障害側の自発運動は減弱し，上肢が挙上しない。手の動きは正常である。障害側の Moro 反射は消失するが把握反射は存在する。骨盤位分娩でみられることが多い。下部障害では把握反射は消失するが Moro 反射はみられる。ただし手は開かない。

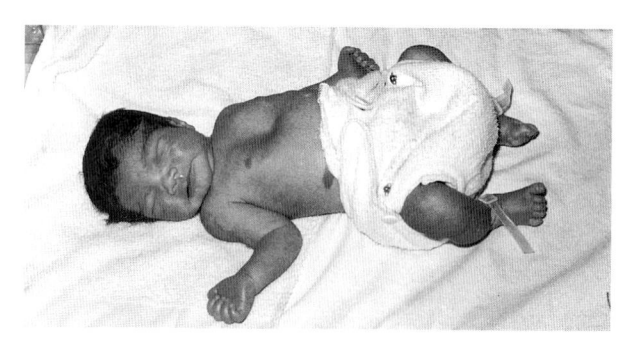

写真 124 左上部上腕神経叢障害

4）後弓反張

種々の脳障害でみられる。頭を背屈し，背中が弓のように反りかえっている。上肢を伸展回内し手を握っていることも，そうでないこともある（写真125）。

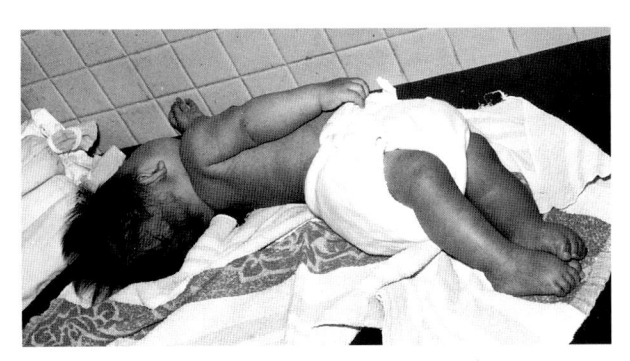

写真 125 後弓反張

5）片麻痺の姿勢（写真126）

片麻痺は手を握り，障害側の運動が健側に比して悪い。また障害側の足は固定したものでは尖足位，新しい片麻痺では外排していることが多い。意識障害で入院した患者で，足の位置が左右で異なる時は，より外排している側に片麻痺が疑われる。この場合膝を立てて放したり，針で足裏を刺激して反応の相違により麻痺側を診断する。

片麻痺は大脳半球，脳幹部の一側の障害でみられる。この場合，顔面神経や眼球運動が障害部位の診断に役立つ。

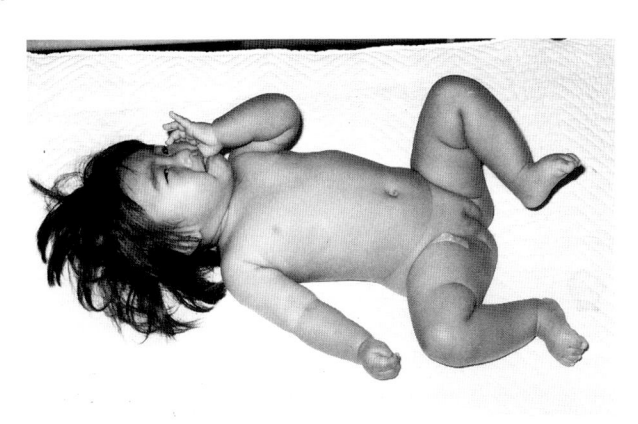

写真 126 右片麻痺

6）痙直性四肢麻痺

高度の脳障害でみられる decerebrate rigidity（写真 127）では下肢は伸展交差し，手を握り上肢も伸展回内する。急性脳症後や変性疾患などの際に出現する。decortical rigidity（写真 128）は上肢は肘関節を屈曲外転，外排して上にやっている。

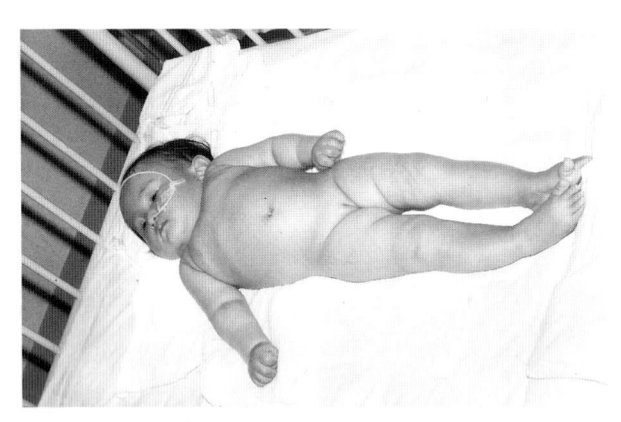

写真 127　decerebrate rigidity

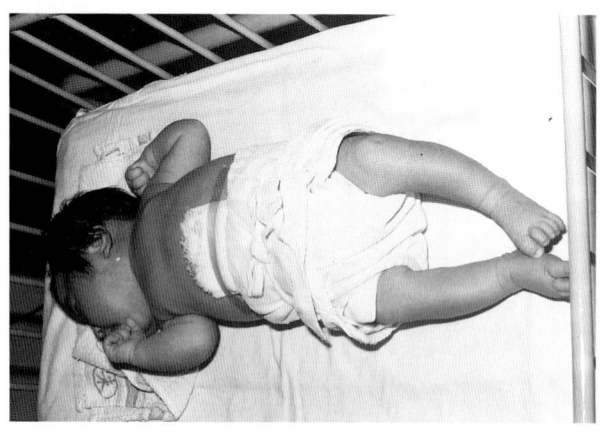

写真 128　decortical rigidity

（3）異常運動

よく遭遇する chorea, athetose, dystonia の姿勢の写真を掲載しておく。

chorea はリウマチ熱の時にみられる小舞踏病以外はまれで，この写真 129 は Huntington 舞踏病の父親のものである。小児の Huntington 舞踏病は chorea ではなく rigidity を呈する。

写真 130 は小舞踏病小児例で，全身性エリテマトーデスの 1 症状としてみられたものである。chorea は身体各部に次から次へと無目的に起こる踊るようななめらかな運動をいう。Huntington の舞踏病に比較して四肢末端に著明である。

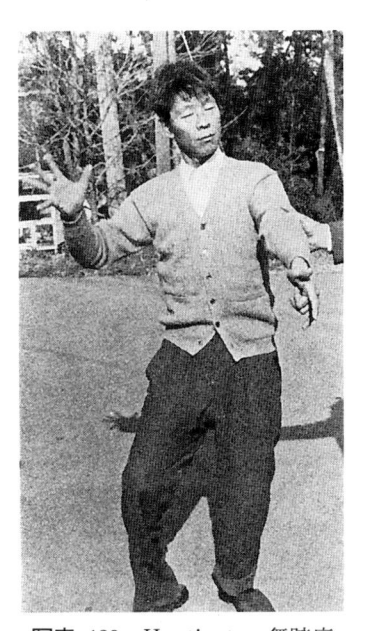

写真 129 Huntington 舞踏病

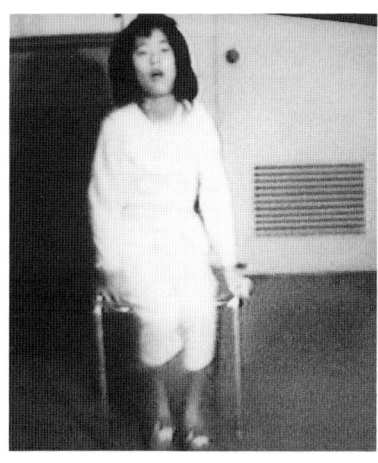

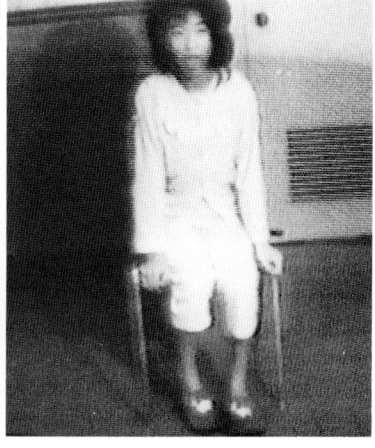

写真 130 小児の小舞踏病

100　IV．小児の神経学的診察法

　写真131は赤血球の先天性 phosphoglycerokinese の欠損症で，アテトーゼを呈している症例である。アテトーゼは運動する時，動作が目的に合わず，運動の軌道が一定しないのが特徴である。

　小児におけるジストニー（写真132）は脳性麻痺の初期の症状が大部分である。新生児期後，自発運動が減少し，筋トーヌスが低下していたものが，4カ月頃よりだんだんと反りやすくなってくる。抱きかかえたり，抱きあげたりすると反りかえってしまう。

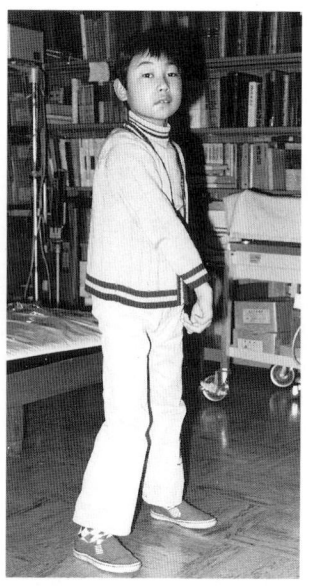

写真 131　先天性 PGK 欠損症
（アテトーゼ）

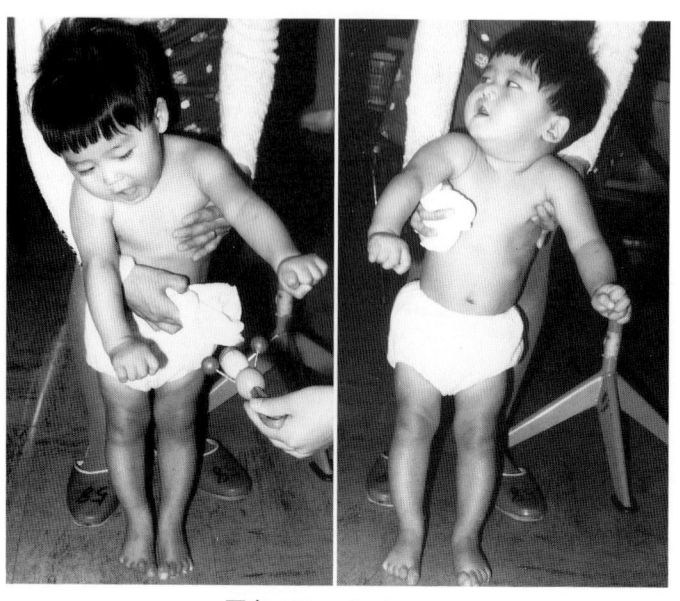

写真 132　ジストニー

索引

あ

足の把握反射 10
アテトーゼ 100
アテトーゼ型 58
アテトーゼ歩行 94

い

1カ月児の診かた 19
1歳9カ月児の診かた 41
1歳6カ月児の診かた 38
In-between test 74

う

withdrawal reflex 9
運動発達が遅れている 63

お

お母さんの顔を描かせる 71
音に対する反応 60
optical righting reflex 14

か

蛙型姿勢 94
顔に布を掛けて取らせる 62
踵歩行 66
角膜反射試験 76
片足立ち 66
片足跳び 67
片麻痺 58
片麻痺の姿勢 97
眼位と眼球運動 48
眼球運動 77
眼球の異常運動 77
間歇性外斜視 77
眼瞼下垂 79
顔面神経 81

顔面神経下顎縁枝の麻痺 83
顔面神経の解剖と局在診断 81
顔面神経麻痺 84

き

利き手 46
利き手，利き目，利き足 48
嗅神経 75
球麻痺症状 88
起立上肢伸展テスト 67
緊張性頸反射 11
緊張性迷路反射 12
筋トーヌス低下の姿勢 94
筋トーヌスの異常 57

く

9～10カ月児の診かた 31
grasp reflex 10
cranial nerve 75
cloth on the face test 29
crossed extension reflex 9

け

傾斜反応 16
痙性片麻痺歩行 90
痙性失調性歩行 91
痙性両麻痺歩行 90
痙直型 58
痙直性四肢麻痺 98
鶏歩 93
月齢別の発達の診かた 19

こ

交叉伸展反射 9
後弓反張 97
固視テスト 60

さ

細胞の自然死 3
左右の識別 49, 72
3～4カ月児の診かた 21
3歳児の診かた 43
三肢麻痺 58

し

CPの症状と訴え 53
CPの診断的特徴 54
四肢麻痺 58
視神経 75
ジストニー 100
ジストニー歩行 92
視性立ち直り反射 14
姿勢の異常 54
姿勢反射 5
失調性歩行 91
自動運動 5
自動歩行 9
シナプスの過剰発生 3
社会性発達の遅れ 63
斜視のテスト 76
就学前の診かた 46
重症筋無力症 79, 80
12カ月児の診かた 36
重複片麻痺 58
障害部位別診断 58
小舞踏病 99
上腕神経叢の障害 96

す

随意運動 5
髄鞘形成の順序 2
スキップ 49, 67
図形のコピー 71

steppage gait   93

せ
脊髄・橋レベルの反射   11
脊髄損傷   95
脊髄レベルの反射   8
舌下神経   89
前庭機能検査   87
先天性眼瞼下垂   79

そ
側方注視保持   48

た
体幹の立ち直り反射   25
対称性緊張性頸反射   11
単麻痺   58

ち
小さい物をつままませる   67
知的障害児（精神遅滞児）   59
中脳レベルの反射   12
調節性内斜視   77
聴力テスト   86
直線歩行   49, 65

つ
墜下歩行   94
追視テスト   60
対麻痺   58
対麻痺歩行   90
つま先歩行   65
積木をつかませる   62

て
tilt a board reaction   16
手の回内・回外変換運動   48, 67
手の把握反射   10
手を伸ばして物をつかむ   61

と
動眼神経麻痺   79, 80
動作保持テスト   69
逃避反射   9
逃避歩行   94
動揺性歩行   91
tonic neck reflex   11
跳びはね反応   17

に
二点同時触覚刺激識別テスト   73

ね
neck righting reflex   13

の
脳細胞の発達   3
脳障害児   51
脳神経   75
脳性麻痺（CP）   53
脳性麻痺的脳障害児   53
脳性麻痺の定義   53
脳の可塑性（plasticity）   4
脳の形態学的発達   1

は
parkinsonian gait   93
パーキンソン歩行   93
把握反射   10
発達障害児   51
発達性ゲルストマン症候群   73
母親の訴えによる早期徴候   53
parachute reflex   14
パラシュート反射   14, 35
反射の異常   56
反射の成熟の遅れ   63
反射の発達と行動発達   17
Huntington 舞踏病   99

ひ
皮質レベルの反射   16
ヒステリー性歩行   94
hysterical gait   94
非対称性緊張性頸反射   11
左核上性顔面神経麻痺   85
左舌下神経麻痺   89

ふ
four-foot kneeling   16
fall limping   94
Foville 症候群   83
副神経   88
不随意運動をみる簡単な診察法   70
踏み出し反射   10
placing reflex   10
protective limping   94

へ
Bell 症候   84
Bell's sign   83

ほ
Horner 症候群   79
歩行   42
歩行反射   9
hopping   67
hopping reaction   17
ホッピング反応   34, 40
body righting reflex   13
body righting reflex on the head   13
body righting reflex on the body   13

ま
magnet reaction   8

み

右副神経の核上麻痺　89
右部分的顔面神経麻痺　84

め

迷路性立ち直り反射　14
眼のテスト　40

も

模写　49
物真似動作　33
Möbius 症候群　85
Möbius 症候（舌萎縮）　89
Moro reflex　12

モロー反射　12

ゆ

優位大脳半球のテスト　72

よ

幼児期の症状　64
四つ這い反応と坐位における平衡
　反応　16

ら

落陽現象　78, 79
labyrinthine righting reflex　14
Landau reflex　16

ランドー反射　16

り

両麻痺　58

れ

連合運動　70

ろ

6〜7カ月児の診かた　27

著者略歴

前川 喜平(まえかわ きへい)

昭和34年　東京慈恵会医科大学卒業
昭和35年　インターン修了後慈恵医大小児科大学院入学
昭和39年　大学院修了，学位受領
昭和40年1月〜42年6月　米国ウイスコンシン大学小児科，
　　　　　　　　ニューヨーク，コロンビア大学留学
帰国後埼玉県小児保健センター，国立大蔵病院小児科医長を経て
昭和55年4月　東京慈恵会医科大学小児科教授
平成11年4月　東京慈恵会医科大学名誉教授
平成10年10月　日本小児保健協会会長，現在に至る。

専門

発達神経学，新生児神経学

ⓒ 2002

第1版2刷　2005年7月10日
第1版発行　2002年9月10日

小児リハビリテーションのための　　（定価はカバーに明示しております）
神経と発達の診かた

著者　前　川　喜　平

発行者　服　部　秀　夫
発行所　株式会社　新　興　医　学　出　版　社
〒113 東京都文京区本郷6−26−8
電話 03（3616）2853
FAX 03（3816）2895
E-mail shinkou@vc-net.ne.jp
URL http://www3.vc-net.ne.jp/~shinkou

検印省略

印刷　三報社印刷株式会社　　ISBN4-88002-612-3　　郵便振替　00120−8−191625

・本書およびCD-ROM（Drill）版の複製権・翻訳権・上映権・譲渡権・公衆送信権（送信可能権を含む）は株式会社新興医学出版が所有します。
・JCLS〈㈱日本著作出版権管理システム委託出版物〉
本書の無断複写は著作権法上での例外を除き禁じられています。複写される場合は，その都度事前に㈱日本著作出版権管理システム（電話 03-3817-5670，FAX 03-3815-8199）の承諾を得てください。